産業保健と看護
2024年春季増刊

JN032671

☞逆引きで問題解決！
あるある事例から学ぶ

産業保健現場の
データ
活用術

こうすればうまくいく！
保健活動が変わる
健康経営に活かせる
データの分析と活用が
3Stepでわかる

編著 **金森悟**
帝京大学大学院公衆衛生学研究科 講師

福田洋
順天堂大学大学院医学研究科先端予防医学・
健康情報学講座 特任教授

MC メディカ出版

はじめに

　私は産業保健師としての経験と学んできた研究スキルを活かし、教員として大学院やさまざまな勉強会で教育に携わっています。産業保健現場で働く受講者の方々から、「データの活用は必要だけど、どうすればよいかわからない」「参考書を読んでも、自分のやりたいことにうまく落とし込めない」という声を耳にします。しかも、データの活用をしたいテーマの多くは、健康診断結果の分析や健康増進プログラムの評価など、共通するものです。このような状況に対して、多くの方々が学べる良い方法はないものかと考えていたところ、お世話になっているある先生からのお声がけがきっかけで、本書の編集に携わることになりました。

　本書の構成を検討するにあたり、先に「あるある事例」を解決していくプロセスを学び、課題の解決に必要な知識を後半で学ぶスタイルにしたいと考えました。研究者だけでなく現場の方々にとっても、データ活用に関する基礎知識を網羅的に学べることに越したことはありません。しかし、学習時間を確保するのが難しく、学んだ基礎知識をどの場面で活用したらよいのか判断するのも難しいところです。そこで、前述のようにすれば効率的に学べるのではないかと思い、本書の構成が決まりました。

　本書の執筆にあたり、私が共同代表世話人を務める日本産業衛生学会学術委員会若手研究者の会ほか、臨床疫学ゼミ、さんぽ会（産業保健研究会）、帝京大学大学院公衆衛生学研究科の関係者の方々、産業保健を専門とする大学教員や現場の看護職などから、多大なご協力をいただきました。各テーマに関して造詣の深い先生方だけでなく、現場で悩みながら実践活動をしている専門職の方々にもご執筆いただいたことで、より実学に適した内容にすることができたと自負しております。また、非常に多くの執筆者が関わる中で、きめ細やかなフォローをしていただいた『産業保健と看護』編集室の今中桂子さんのご尽力なくして、本書の完成はあり得ませんでした。本書の作成に関わっていただいたすべての関係者のみなさまに、この場を借りて、心より感謝申し上げます。

　本書が読者のみなさまの産業保健活動やデータ分析において有益なツールとなり、日々の活動がより効果的なものになることを願っています。本書がその一助となれば幸いです。

2024 年 3 月

帝京大学大学院公衆衛生学研究科

金森 悟

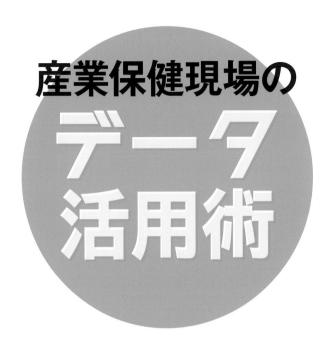

産業保健現場の
データ活用術

Contents

はじめに ……………………………………………………………………………… 3

執筆者一覧 …………………………………………………………………………… 8

Step
1

そもそもあなたはデータを使って何がしたいのか？何が求められているのか？

1 データ・統計とハサミは使いよう：
疑問を改善につなげるために ……………………………………………… 12

2 保健活動のサイクルを効果的に回す …………………………………… 16

3 データ活用において企業が産業看護職に期待すること …………… 22

4 健康経営におけるデータ活用と産業看護職の役割 ………………… 26

Step 2
わからないから
教えてもらおう！
データ活用の疑問を
スッキリ解決事例10

0 産業保健・予防医療現場の実践者のための臨床疫学ゼミ ……………40

1 職場のデータを活用し肥満率と喫煙率を把握する ………………………44

2 健康診断データの有所見率を掘り下げた
  当工場の健康課題の把握 ……………………………………………………50

3 職場環境改善の実施状況把握を目的としたアンケート調査 …………56

4 COVID-19の前後で飲酒習慣がどう変化したか知りたい ………64

5 仕事のパフォーマンスと生活習慣の関係を
  分析してみたけれど……？ ………………………………………………70

6 健康増進プログラムの評価 ………………………………………………74

7 健康づくりモデル職場の評価 …………………………………………80

8 健康保険組合の栄養指導の実践と評価：
  事業所とのコラボレーション ……………………………………………86

9 現場の視点から見る特定保健指導の効果の分析 …………………………92

10 大学生に対するヘリコバクター・ピロリ検診導入プロジェクト ………98

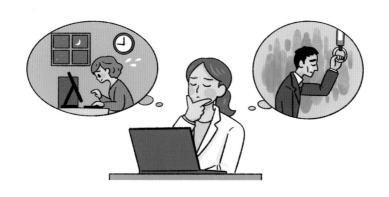

Step 3 学ぶべきポイントをしっかり押さえよう！データ活用の基礎知識

1 産業保健におけるデータにはどのようなものがあるか ……………… 112

2 研究デザインの種類と選び方 …………………………………………… 116

3 PICO/PECOを活用した仮説の立て方 ………………………………… 120

4 データを集めて、処理して、保存しよう！ …………………………… 124

5 アンケートの作成方法 …………………………………………………… 128

6 統計解析の基本 …………………………………………………………… 132

7 エラー・バイアスとその制御法 ………………………………………… 136

8 エクセルを使った解析方法：ピボットテーブルを使いこなそう …… 140

9 JMPによる探索的データ解析の基礎 ………………………………… 154

10 質的データのまとめ方 …………………………………………………… 168

11 データの見せ方［表・グラフなどの示し方］ ………………………… 172

12 学会発表のコツ：準備から活用まで ………………………………… 178

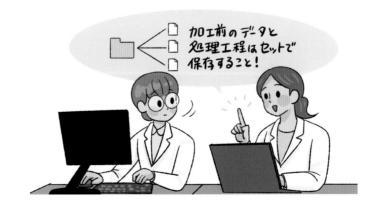

Column

01 身近に解析のアドバイスをくれる人がいない ………………………… 15

02 学会発表などの目的で勤務先のデータを利用する
許可を得る際のポイント ……………………………………………… 31

03 分析のテーマはどう決める?
～看護職の「鳥の目、虫の目、魚の目」～ ………………………… 32

04 経営層を動かすコツ …………………………………………………… 34

05 生産性・プレゼンティーズムはどう測定する? ………………………… 36

06 プレゼンテーションの工夫 …………………………………………… 38

07 臨床疫学ゼミに参加して学んだこと ………………………………… 104

08 実践者が学会発表から得られること ………………………………… 105

09 社内以外のさまざまな発表先 ………………………………………… 106

10 先行研究を調べる意義と調べ方 ……………………………………… 108

11 「魅せる」スライドづくりのための5つのポイント ………………… 184

12 倫理的配慮とは ………………………………………………………… 186

13 データ欠損の扱い方 …………………………………………………… 187

14 国際学会のススメ ……………………………………………………… 188

15 もっと深く学びたい人のために ……………………………………… 191

私の学会体験談01 **日本産業衛生学会／日本産業ストレス学会** …………… 49

私の学会体験談02 **日本産業看護学会** …………………………………… 79

私の学会体験談03 **日本産業精神保健学会** ……………………………… 85

私の学会体験談04 **日本運動疫学会** ……………………………………… 91

私の学会体験談05 **日本肥満学会／日本総合健診医学会／**
日本栄養改善学会 ……………………………………… 103

私の学会体験談06 **日本公衆衛生学会** …………………………………… 167

私の学会体験談07 **学会発表での受賞経験から** ………………………… 177

おわりに …………………………………………………………………… 193

索　引 …………………………………………………………………… 194

執筆者一覧

編集・執筆

金森 悟	帝京大学大学院 公衆衛生学研究科 講師
福田 洋	順天堂大学大学院 医学研究科 先端予防医学・健康情報学講座 特任教授

執筆

Step 1

福田 吉治	帝京大学大学院 公衆衛生学研究科 教授
金森 悟	帝京大学大学院 公衆衛生学研究科 講師
海野 賀央	SCSK株式会社 給与厚生課長／さんぽ会（産業保健研究会）副会長
永田 智久	産業医科大学 産業生態科学研究所 産業保健経営学研究室 准教授

Step 2

福田 洋	順天堂大学大学院 医学研究科 先端予防医学・健康情報学講座 特任教授
後藤 豊美	保健師
知原 陽子	帝京大学産業保健高度専門職大学院プログラム
帰山 晶子	日野自動車株式会社 こころとからだの健康推進センター・日野 保健師
田中 亜希子	全農 総務人事部 給与厚生課 健康サポート室 保健師
安倉 沙織	順天堂大学大学院 医学研究科 先端予防医学・健康情報学講座 研究員
竹内 理紗	パーソルダイバース株式会社 人事部 健康推進グループ
瀧澤 まゆみ	日野自動車株式会社 こころとからだの健康推進センター・羽村 保健師
片瀬 久代	大塚商会健康保険組合 健康管理センター 医療スタッフ長
坂田 圭史郎	株式会社バリューHR 健康経営＆データヘルス推進室 マネージャー
伊藤 佳奈美	順天堂大学 本郷・お茶の水キャンパス 健康安全推進センター 保健師

Step 3

深井 航太	東海大学医学部 基盤診療学系衛生学 公衆衛生学 講師
池田 大樹	独立行政法人労働者健康安全機構 労働安全衛生総合研究所 人間工学研究グループ 主任研究員
渡辺 和広	北里大学医学部 公衆衛生学教室 講師
西田 典充	カプコン株式会社 専属産業医

荒川 梨津子	石巻赤十字病院 専属産業医
横川 博英	順天堂大学 医学部 総合診療科学講座 先任准教授
春山 康夫	獨協医科大学 先端医科学統合研究施設 研究連携・支援センター 教授
守田 祐作	日本製鉄株式会社 東日本製鉄所鹿島地区 安全健康部 鹿島安全健康室 上席主幹 産業医
福田 洋	順天堂大学大学院 医学研究科 先端予防医学・健康情報学講座 特任教授
原田 若奈	川崎市立看護大学 公衆衛生看護学 助教
日野 亜弥子	産業医科大学 産業生態科学研究所 産業精神保健学研究室 助教
江川 賢一	東京家政学院大学大学院 人間生活学研究科 教授

Column

金子 牧子	デパート健康保険組合 保健事業部 健康推進課 課長
加藤 梨佳	自治医科大学 精神医学講座 客員研究員
中谷 淳子	産業医科大学 産業保健学部 産業・地域看護学講座 教授
元田 紀子	日本ゼオン株式会社 人事統括部門 ワーク・ライフサポートグループ 健康経営推進グループ 保健師
福谷 直人	株式会社バックテック 代表取締役 CEO
飯田 真子	東京大学大学院 医学系研究科 精神保健学分野 特任助教
千手 弥生	保健師
須藤 ジュン	西武バス株式会社 人事部 保健師
吉川 悦子	日本赤十字看護大学 看護学部 地域看護学 准教授
久保 善子	共立女子大学 看護学部 地域・在宅看護学 准教授
杉本 九実	帝京大学 産業環境保健学センター 研究員／株式会社 PONO 代表取締役
各務 竹康	福島県立医科大学 医学部 衛生学・予防医学講座 准教授
天笠 志保	帝京大学大学院 公衆衛生学研究科 講師
福田 洋	順天堂大学大学院 医学研究科 先端予防医学・健康情報学講座 特任教授
伊豆 香織	帝京大学大学院 公衆衛生学研究科 研究員
高橋 一矩	株式会社東芝／東芝テック株式会社 保健師
髙見澤 友美	労働者協同組合ワーカーズコープ・センター事業団 総務部 健康管理室 看護師
小川 明夏	株式会社エビデント 人事・総務部 保健師 東京大学大学院 医学系研究科 精神保健学分野 博士課程
奈良 香菜子	帝京大学大学院 公衆衛生学研究科 公衆衛生学専攻
髙家 望	東急不動産株式会社 ウェルネス事業ユニット ウェルネス事業本部 ヘルスケア事業部 株式会社東急スポーツオアシス エキスパート 管理栄養士
冨山 紀代美	デパート健康保険組合 保健事業部 部長
楠本 真理	三井化学株式会社 研究開発企画管理部 健康管理室

産業保健のお困りごとは

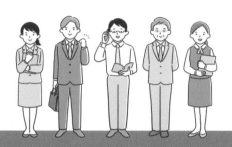

Primary Assist

全国の産業保健求人を取扱っております
常勤・非常勤産業医求人をはじめ、産業看護職の求人も取扱っております。

健康経営コンサルティングサービス
サービス例）従業員向け健康セミナー、ストレスチェックサービス
産業医療職人材サービス、クラウド型健康管理システム
予防医療診断ツール、健康イベント　など

産業看護職向けスキルアップ講座
開催例）初の連載講座・習熟度別　「メンタルヘルス講座」
健康経営の基礎から学べる「健康経営基礎セミナー」
時代の変化に合わせたテーマで講演
「プライマリー・プログレスセミナー」
2023年は1年間で21回のセミナー開催実績がございます。

その他、産業保健関連学会への参加費負担などのキャンペーン実績あり！

プライマリー・アシスト株式会社
TEL：0120-305-605

HP・各種SNSはこちら⇒

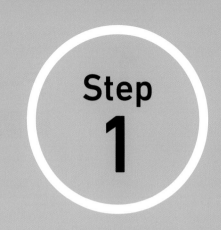

そもそもあなたはデータを使って何がしたいのか？何が求められているのか？

1 データ・統計とハサミは使いよう： 疑問を改善につなげるために

はじめに

　本稿の執筆にあたり、参考にした本が3冊あります。『データの「見方」は保健師の「味方」』は、データを適切に見て活用することが保健師にとって大きな力になるということで、特に地域保健におけるデータ・統計の活用方法を紹介しています[1]。『統計学が最強の学問である』は、統計学が社会に最も大きな影響を与える学問であるとして、調査法、疫学・生物統計学などを概説しています[2]。『統計でウソをつく法』は、統計でだまされないためには統計を正しく理解することの必要性を説いたもので、1968年に出版されました[3]。1965年生まれの私は3歳のときに読んで感動し、統計に関わる仕事に就いて、人をだましてやろうと決意しました（本当は大学生のときだったと思う）。

Step 1

そもそもあなたはデータを使って何がしたいのか？　何が求められているのか？

産業保健でのデータ・統計の活用

　本書のイントロとして、ここでは「疑問を改善につなげる」データ・統計の活用について述べます。仕事の質を高め続けることは、保健医療従事者にとって不可欠な姿勢です。そのとっかかりは、日々の業務の中で持つ疑問のうちにあります。例えば、「この問題は対策が必要なほど重要なのか？」「他にもっと重要な問題があるのでは？」「行った事業に効果はあったのか？」「この問題の原因は何なのか？」「別のもっと効果的な方法があるのでは？」などです。疑問を解決するためには、文献や資料を読んだり、専門家に聞いたり、理論的に考えたりなど、いくつかの方法があります。その一つが、データ・統計の活用です。ここでは、以下の二つの視点から、疑問を改善につなげるためのデータ・統計の活用について述べます。

1）PDCAサイクルの視点から

　どのような仕事も、PDCAサイクル、すなわち、計画し（Plan）、実行し（Do）、評価し（Check）、見直す（Act）サイクルが基本です。特にデータ・統計が重要なのはPとCにおいてです。Pでは、対象となる集団のデータの分析から課題を抽出し、優先順位をつける際にデータ・統計が使用されます。「この問題は対策が必要なほど重要なのか？」などの疑問に対して、データを分析し、考察することで、イシュー（issue：真の課題）かどうかを確認し、他人にもそれを伝えることができます。データこそ、事業や対策を行うための最強のエビデンス（根拠）なのです。

Cでは、「行った事業に効果はあったのか？」などの疑問に対して、健診などのデータを使って、経年変化の観察や前後比較などにより評価します。さらに、その結果を、図表などを使い、わかりやすく示す必要があります。効果があったものは継続し、さらによいものにし、効果がなかったものは見直したり、ときに中止したりします。つまり、CがAにつながるのです。

なお、近年、注目されているのがOODA（ウーダ）ループです[4]。Observe（観察）、Orient（状況判断）、Decide（意思決定）、Act（実行）の略で、より素早い意思決定・行動のためのフレームワークです。OODAループでは、データをより迅速に（リアルタイムに）分析し、見直しを行う必要があります。1年あるいは数年の計画を作り、PDCAサイクルを回しながら、さらにOODAループを使って、素早く意思決定・行動の見直しを行うのが昨今の仕事のやり方です。

2）調査研究の視点から

日常での疑問を解決するためには、調査研究が必要な場合もあります。「この問題の原因は何なのか？」「別のもっと効果的な方法があるのでは？」などの疑問に答えるためのものです。調査研究は、現状を把握するもの（記述疫学）から、原因を明らかにするもの（横断研究、症例対照研究、コホート研究など）、さらに、介入の効果を検証するもの（無作為化比較試験など）までさまざまあります。

調査研究ができるかどうかは、自身の知識と能力とともに、調査研究ができる環境、指導者の有無などによります。小規模でもよいので、調査研究を行い、報告書などにまとめることによって、データ・統計あるいは論文の読み方や解釈のスキルが大きく向上するでしょう。

調査研究での注意は、限界を知っておくことです。自分の会社を対象にした調査研究の結果は、会社の事業を行うためには貴重な説得材料となります。一方で、あくまで一つの集団を対象とした一つの研究に過ぎません。先行研究などを参考に、結果は慎重に解釈しなければなりません。

データ・統計の応用例：説得とだましは紙一重

産業保健におけるデータ・統計の実例として、健康スコアリングレポートや事業所健康度診断カルテがあります。統計や疫学の専門家からすると、「交絡因子は調整しているか？」「高額の外れ値に影響される医療費の平均値の意味は？」など、気になる点が多々あります。しかし、データを生かすも殺すも専門職次第です。意思決定者に正しくわかりやすく説明し、適切な意思決定に結び付けることが専門職の大事な役割です。

稿の最初に、統計でウソをつく本を紹介しました。一つの例（仮想だが、ありがちな）を挙げます。図1は、生活習慣の良い群と悪い群とで健診受診を比較したものです。Aのオッズ比（OR）を見ると、統計や疫学を勉強した人は、良い群は悪い群よりも1.71倍、健診受診率が高いと思うかもしれません。しかし、Bの実際の受診率を見ると、良い群80％、悪い群70％で、良い群は悪い群のわずか1.14倍です。「受診率は1.71倍」は誤り（うそ）ですが、正しい（うそではない）「ORは1.71」を用いて、受診率が1.71

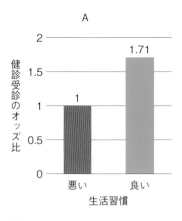
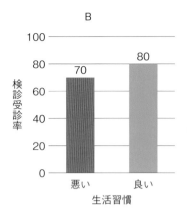

図1 生活習慣と健診受診の関係

倍であると「思わせる」ことができます。

この例からの重要な示唆が3つあります。第1に、統計や疫学を勉強していないと、誤った理解や対策をしてしまう危険性があります。第2に、結果を批判的に吟味することや、吟味してくれる人（データ・統計の相談相手）を持つことです。第3に、単純集計が大事であることです。勉強すると難しいことをしたくなりますが、多くの場合、単純集計の中に真実があり、実際に現場ではそれで事足ります。先の例では、OR を使わなくても、受診率を単純に比較すれば、実践レベルでは充分かもしれません。

ただし、私は統計を志した3歳時からほとんど進歩していませんが、人工知能（AI）や機械学習など、統計やデータサイエンスの大きな進歩があります。説得とだましの技術はさらに複雑化しているのです。

おわりに：データ・統計の活用がワークエンゲージメントを高める

データ・統計の活用は、自分自身のためでもあります。自分の仕事が役立っているのか、効果があるのか、悩む実務者は多いことでしょう。自分の行う業務の根拠を示すことで、自信をもって業務に取り組めます。仕事のモチベーションやワークエンゲージメントを決めるのは、効果の有無ではなく、効果の有無が「わかるかどうか」なのです。

ということで、ここでの結論は、「最強の学問である統計を活用できる産業保健の専門職として、自分と他人を（だますのではなく）説得させ、仕事の質を高め、活き活きと仕事をしよう」です。

参考文献
1) 公益社団法人日本看護協会. データの「見方」は保健師の「味方」：データを活用した保健活動の展開. 2016. https://www.nurse.or.jp/nursing/home/publication/pdf/hokenshido/2016/data_no_mikata.pdf
2) 西内啓. 統計学が最強の学問である. 東京, ダイヤモンド社, 2013, 320p.
3) ダレル・ハフ. 統計でウソをつく法：数式を使わない統計学入門. 高木秀玄訳. 東京, 講談社, 1968, 223p.
4) 入江仁之. 「すぐ決まる組織」のつくり方：OODA マネジメント. 東京, フォレスト出版, 2018, 240p.

福田 吉治

身近に解析のアドバイスをくれる人がいない

保健事業を実施したので評価を行いたいが、集めたデータをどう解析すればよいかわからない、相談できる人もいなくて結局単純集計しかできなかった、ということはありませんか。私を含め、そのような悩みを持つ方は多いのではないでしょうか。次にご紹介する工夫をぜひ参考にしていただきたいと思います。

①自主勉強会を開催する

統計学の研究会や勉強会などはいくつもあると思います。専門的なテーマを扱う研究会などは研究者の方々が参加していて、私たち現場の保健師からすればかなり専門的で難しい、実践でどう使うのかわからない、と感じる方も多いのではないでしょうか。自分に合った勉強会や研修がないなら、自分で開催してはいかがでしょうか。

以前、統計の基礎についての自主勉強会を、公衆衛生学の先生に講師をお願いして開催していました。当時、前任者から引き継ぐ形で世話人を務めていたのですが、月に1回、2時間を6回シリーズで延べ8年ほどにわたり実施しました。いま現場で行っている分析が適しているのか、統計の結果をどう解釈すればよいのかなど、勉強会の進行に合わせて進め、都度アドバイスをいただいて、基礎がわからない私にはとても理解しやすく、よかったと思っています。シリーズの後半では発表してアドバイスをもらうといった実践的な内容となりました。当時講師を引き受けてくださった先生には現在でも困ったときに相談にのっていただいております。

②勉強会に参加する

産業医やその他の医療従事者、大学などで研究をされている方などが有志で行っている研究会、学会主催の勉強会、産業看護関連の学術誌に掲載されている研修会をチェックしてみましょう。また、研修に参加したり、研究会や勉強会の会員になっていると、勉強会や研修の情報がたくさん入ってきます。その中には保健事業の評価分析、統計・疫学などの勉強会や研修の情報もあると思います。それらにできるだけ参加をするとよいと思います。

中でも、定期的に開催されている勉強会「臨床疫学ゼミ」では、大学で統計学の教鞭をとられている先生が統計の基礎についてわかりやすく講義してくださったり、実際の現場のデータを分析したものを発表し、参加者が意見交換などを行っています。研究者の方も多く参加しているので、統計や疫学的な面から専門的なアドバイスもあり、自分のデータ分析に生かせると思います。また、発表できる機会があれば積極的に発表されると、参加者から多くのアドバイスがもらえると思います。勉強会などでは積極的に質問をするのもお勧めです。せっかく統計の専門家がいるのですから、聞かない手はないと思います。

産業保健現場のデータを活用するための解析方法は、産業保健現場を知っている方にアドバイスをもらうのが一番だと思います。できることから行動に移されると、解決の糸口が見つかると思っています。

金子 牧子

2 保健活動のサイクルを
効果的に回す

産業保健活動を効果的に展開するには？

　産業看護職であれば、産業保健活動を効果的に展開したいという人がほとんどではないかと思います。効果的に展開する上で不可欠となってくるのが、保健活動のサイクルを適切に回すことです。産業保健活動は、何かを実施することに主眼が置かれがちですが、適切にその活動の効果を評価し、次につなげていくということが重要になります。そのために必要となるのが保健活動のサイクルの視点です。

　保健活動のサイクルを適切に回すには、特に疫学や統計学の知見が役に立ちます。疫学や統計学というと、多くの産業看護職から苦手という声を聞きますが、現場で必要となってくるレベルは、論文執筆で必要となるような高度なものでなくても大丈夫です。本書に出てくるポイントを押さえて進めていけば、十分に実施できるようになります。ここでは、保健活動のサイクルの概要についてご紹介します。

保健活動のサイクルの概要

　保健活動のサイクルは、「現状の評価」「原因の把握」「対策計画の樹立」「対策計画の実行」「対策の評価」という5つのステップから構成されています（**図1**）[1]。5つのステップではあるものの、必ずしも順番通りに進むとは限りません。図のように、対策の評価から原因の把握や対策計画の樹立に進むケースも考えられます。以下に、各ステップの概要について説明します。

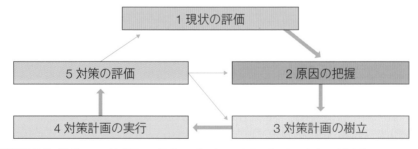

図1 **保健活動のサイクル**　（中村好一. 基礎から学ぶ楽しい疫学. 第4版. 東京, 医学書院, 2020, 210 より転載）

1）現状の評価

　担当する企業や事業場において、どのような健康課題があるのかを把握することは、効果的な産業保健活動を展開する上で最初の一歩になります。企業内で取り扱う健康データには、健康診断、ストレスチェック、労働災害の数、休職者の数などがあります。これらのデータをもとに、人数や割合、平均値などを算出します。ただし、1つの数値を出しただけでは、それが良いのか悪いのか判断が困難です。そこで重要となってくるのが「何か」と比較することです。「何か」と比較することで、良いまたは悪いといったことが言えるようになります。その「何か」にあたるものには、過去のデータ、属性別のデータ、他社のデータ、日本全国のデータなどが挙げられます。例えば、健康診断結果に関する日本全国のデータであれば、定期健康診断結果報告[2]、国民健康・栄養調査[3]、NDBオープンデータ[4]が、いずれも厚生労働省のウェブサイト内で公開されています（表1）。比較の目的やデータの特性に応じて、比較するデータを選ぶとよいでしょう。

　また、健康指標は複数あるため、どの課題を優先して対応していくのかを検討することも必要となります。健康課題の優先性の判断には、①重大性・緊急性、②ステークホルダーの関心、③実施可能性、④可視性という4つの視点があります（表2[5]）。この4

表1 健康診断結果に関する日本全国のデータの例

情報源	内容・特徴
定期健康診断結果報告 （厚生労働省）	・常時50人以上の労働者を使用する事業者を対象としている ・労働安全衛生法に基づく定期健康診断の有所見率などが集計されている ・生活習慣のデータはない ・有所見のカットオフは統一されたものではない
国民健康・栄養調査 （厚生労働省）	・日本全国の国民（労働者のみではない）を対象にした調査 ・生活習慣や健康診断の結果などが示されている ・健康診断の問診結果や検査結果と紐づけられない項目もある
NDBオープンデータ （厚生労働省）	・特定健診の結果を集計したデータ ・特定健診の対象者のみ（労働者のみではない）で、約5,000万人のデータがある

表2 優先性の判断の視点

①重大性・緊急性	・緊急性のある課題（感染症、災害） ・その課題が放置されたときの重大性
②ステークホルダーの関心	・その課題へのステークホルダーの関心度が高いもの
③実施可能性	・課題解決の資源の量（時間、予算、材料や施設、マンパワーなど） ・課題解決のために特別な教育やトレーニングが必要か否か（すぐに着手できるか） ・産業看護職としてその課題に参画できるか否か
④可視性	・介入して効果があるかどうか（効果の可視性） ・費用対効果

（文献5を参考に作成）

つの視点の中でも、特に①重大性・緊急性が高く、③実施可能性が高いものは優先度が高くなります。併せて、②ステークホルダーの関心と④可視性の視点に関する情報も整理した上で、最終的な判断ができるとよいでしょう。

　健康課題の優先性の判断とともに、優先する集団・組織の選定も必要な場合があります。優先する集団・組織を絞ることで、限られた資源を有効に使うことができるからです。ポピュレーション・アプローチを検討する場合も、どの集団・組織に特に力を入れたいのか検討しておくとよいこともあります。優先する集団・組織の選定方法は、以下の手順になります[6]。

　①選んだ健康課題の指標について、集団・組織ごとに評価する
　②「指標の悪さ（＝ニーズの大きさ）」と「利用できる資源の量」とのバランスで候補を絞り込む
　③うまく介入できる手段や環境が整っているか、対象者が納得してくれる課題か、介入により十分成果が見込めるか、といった補足的な視点を追加して、最終的な優先度を決める

Step 1
そもそもあなたはデータを使って何がしたいのか？ 何が求められているのか？

2）原因の把握

　改善させたい健康課題が決まった後は、その原因を探るステップになります。原因がある程度推測できることで、それを改善させる対策を検討することができるからです。詳細は他稿に譲りますが、原因の把握には横断研究やコホート研究などのさまざまな疫学の手法が役立ちます。これらは疫学の専門用語で「研究デザイン」と呼ばれるもので、研究の型のようなものです。できる限り、「これが原因であろう」と強く言えるような研究デザインで分析できることが望ましいです。産業看護職にとって扱いやすい要因としては、健康診断時の生活習慣に関する問診項目、ストレスチェックの各要因、労働時間などの人事データなどが考えられます。これらのデータを健康課題と紐づけて分析する方法がありますが、どうしても原因として検討したい要因に関するデータがない場合は、アンケートなどで収集する方法もあります。

　分析の際には、日頃の面談などから得られた情報や先行研究などを参考に、「これが原因であると言えそうだ」という要因と、該当する健康課題との関連を検討するとよいでしょう。これらの情報が限られていることで、探索的にさまざまな要因との関連を検討するしかないという場合もありますが、基本的には仮説を立てて検証することが望まれます。その理由として、やみくもにたくさんの関連を検討することで、真実は原因ではないのにたまたま関連があるという結果が示されてしまうことがあるからです。

3）対策計画の樹立

　対策計画には以下の3点の条件を満たす効果のあるもので、かつ、効率（対策計画に要する資金・人手・時間などのコストと得られる結果の関係）について関係者間で議論されたものである必要があるとされています[1]。

　①理想的な条件で有効にはたらくものであること
　　（例：1回30分の運動を週2回、3カ月間継続した人たちは、しなかった人たちと比べてHbA1cが1.0下がった、といったような研究成果）
　②対象となるグループを適切にスクリーニングする手段があること

（例：BMI35 以上の高度肥満者を対象とするために、健診結果をもとに該当者を抽出）

③集団にとって受け入れられるもの

　上記のうち、特に①の情報を集めることが難しいかもしれません。ガイドラインや論文を検索し、読みこなした上で活用できると理想ではありますが、膨大な情報の中から適切なものを見つけ出し、専門用語や英語などを読みこなすのはそれなりに知識やスキルが必要です。そのため、効果が検証された対策として教科書的な文献で紹介されているものがあれば、それを参考にするのが便利です。身近に該当分野に詳しい専門家がいるならば、相談してみるのもひとつです。他にも、厚生労働省が運営している「健康づくり支援担当者のための総合情報サイト」[7] や、日本産業衛生学会が公開している好事例集の「GPS（Good Practice Samples）」[8] などを参考にする方法もあります。この GPS で紹介されている内容は、必ずしも上記①の条件を満たすとは限りませんが、他社での好事例について、その背景や取り組みの着眼点などが紹介されており、実践的な示唆を得ることができます。

　対策計画の樹立のステップでは、対策として何をするかということだけでなく、どのように評価を行うかという計画も考えておく必要があります。対策を実施した後に初めて評価方法を考えてしまうと、対策実施前に取っておくべきデータがあった場合、適切な評価ができないことになってしまいます。評価の視点で重要となってくるのは、「ストラクチャー（構造）」「プロセス（過程）」「アウトプット（事業実施量）」「アウトカム（結果）」の４点です[9]（図2）。この４点に関する評価をどのように行うのか検討する必要があります。

　さらに、アウトカムに対する具体的な目標値を設定しておくとよいとされています[1]。実際に、私自身の産業看護職としての経験において、肩こり・腰痛対策としての運動の取り組みを実施したところ、参加者の症状にある程度の改善が見られたのですが、それ

ストラクチャー（構造）	保健事業を実施するための仕組みや体制を評価するもの 例）保健指導に従事する職員の体制（職種・職員数・職員の資質など）、保健指導の実施に関わる予算、施設・設備の状況、他機関との連携体制、社会資源の活用状況など
プロセス（過程）	事業の目的や目標の達成に向けた過程（手順）や活動状況の評価 例）情報収集、アセスメント、問題の分析、目標の設定、指導手段（コミュニケーション、教材を含む）、保健指導実施者の態度、記録状況、対象者の満足度など
アウトプット（事業実施量）	目的・目標の達成のために行われる事業の結果に対する評価 例）検診受診率、保健指導実施率、保健指導の継続率など
アウトカム（結果）	事業の目的・目標の達成度、また、成果の数値目標に対する評価 例）肥満度や血液検査などの健診結果の変化、糖尿病などの生活習慣病の有病者・予備群、死亡率、要介護率、医療費の変化など

図2 保健活動の評価における 4 つの視点　　　　　　　　　　（文献9を参考に作成）

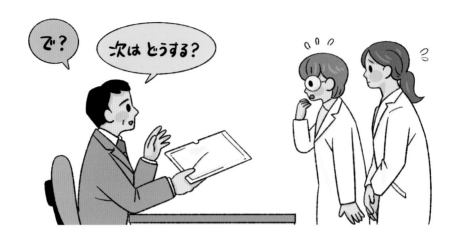

を人事部長に報告したところ、「で、次はどうするの？」と聞かれ、そのとき回答に詰まってしまったことがありました。明確な目標値がないまま漠然と改善を目指していたので、私にとっては痛い指摘でした。なお、目標値の設定には、過去の推移を踏まえて検討する方法や、特定の集団（例：全社平均、全国平均）の数値を参考にする方法などがあります。

4）対策計画の実行

　ここでは、計画で立てた内容を着実に実施することが求められます。ただし、想定外のことが起こる場合もありますので、状況によって柔軟に変更していくことが必要になることもあります。

5）対策の評価

　このステップでは、「3 対策計画の樹立」の段階で予定していた評価を着実に行うことになります。この際、アウトカムが目標値に達成しているかどうかだけでなく、インプット、プロセス、アウトプットも評価することが重要です。これらの評価をもとに、さまざまな選択肢が考えられます。該当の対策計画を終了する場合は、新たにターゲットとする健康課題を見出すために「1 現状の評価」へ進みます。一方、プロセスやアウトプットが良好であるにも関わらずアウトカムが改善しなかった場合は、そもそも想定した原因が間違っていた可能性があります。そのような場合は、「2 原因の把握」のステップに戻って再検討することが必要になります。また、プロセスやアウトプットが不良であった場合には、インプットを含む対策計画が適切でなかった可能性があります。このようなケースでは、「3 対策企画の樹立」のステップに戻り、対象者のニーズや状況に応じた対策計画を検討することが望まれます。

　ここまで保健活動のサイクルにおける5つのステップの概要を説明してきました。全ての保健活動にこのような保健活動のサイクルを回せることが理想的ではありますが、現実にはなかなか難しいところもあります。そのような場合は、重要度の高い健康課題に対する保健活動や多くの資源を投入している保健活動に対して、優先的に実施していくのがよさそうです。

また、近年は VUCA（Volatility：変動性、Uncertainty：不確実性、Complexity：複雑性、Ambiguity：曖昧性）と呼ばれる、不確実性が高く将来の予測が困難な時代だと言われています。新型コロナウイルス感染症の流行や自然災害のほか、産業面でも AI などのテクノロジーの著しい進歩により、先の見通しが立てにくい状況が多々あります。このような状況では、保健活動のサイクルにおいても、集団・組織の健康状況の変化を素早く把握し、考えられる仮説をもとに早急な対策を打ち、早期段階で得られた評価により対策を柔軟に変えていくようなスピード感が求められます。そのような時代の変化にも適切に対応できる産業看護職であるよう、研鑽を積んでいきましょう。

さらにスキルを高めていくために

　ここでご紹介した内容は、あくまでも概要にすぎませんので、各ポイントに関する詳細は、本書全体で学んでいただければと思います。もちろん、本書の内容よりも高度な内容はたくさんあります。さらに学んでみたいという方は、本書の中で参考文献として紹介されているような専門書を手に取ったり、大学院への進学をご検討してみてはいかがでしょうか。

参考文献
1) 中村好一. "第12章 疫学の社会への応用 最後のステップ". 基礎から学ぶ楽しい疫学. 第4版. 東京, 医学書院, 2020, 210.
2) 厚生労働省. 定期健康診断結果報告.
　　https://www.mhlw.go.jp/toukei/list/127-1.html
3) 厚生労働省. 国民健康・栄養調査.
　　https://www.mhlw.go.jp/bunya/kenkou/kenkou_eiyou_chousa.html
4) 厚生労働省. NDB オープンデータ.
　　https://www.mhlw.go.jp/stf/seisakunitsuite/bunya/0000177182.html
5) 佐伯和子. 公衆衛生看護学テキスト第2巻 公衆衛生看護の方法と技術. 第2版. 東京, 医歯薬出版株式会社, 2022, 281p.
6) 近藤尚己. 健康格差対策の進め方：効果をもたらす5つの視点. 東京, 医学書院, 2016, 180p
7) 厚生労働省. 健康づくり支援担当者のための総合情報サイト.
　　https://e-kennet.mhlw.go.jp/
8) 日本産業衛生学会. GPS 閲覧.
　　https://www.sanei.or.jp/gps/database/index.html
9) 厚生労働省. 国保・後期高齢者ヘルスサポート事業.
　　https://www.mhlw.go.jp/stf/seisakunitsuite/bunya/0000055466.html

金森 悟

3 データ活用において企業が産業看護職に期待すること

Step
1

そもそもあなたはデータを使って何がしたいのか？ 何が求められているのか？

はじめに

　本稿では、「データ活用」の定義を「データ利活用とは、経営上の課題を解決する一つの手段である」[1] とし、データ分析だけでなく、データを使って事業や経営活動に役立てるという広義の意味として捉えています。また、データとは数値化された定量的なものだけでなく、コメントや文章など数値化できない定性的なものも含んでいます。

　企業の意思決定の根拠となるものはデータです。課題解決に取り組むとき、問題の原因を見誤ると、適切な解決策の立案はできません。原因を突き止めるには、現状を具体化し、その具体化された内容、すなわちデータを分析することが重要です。経営者や決裁者は、基本的に抽象的な内容や偏った内容で判断することはなく、データを根拠にした資料を基に意思決定を行っています。

企業が産業看護職に期待していること

　産業保健業務は多岐にわたります。産業看護は、日本産業看護学会のホームページで「産業看護とは、産業保健における看護専門分野であり、働く人々が健康と安全の保持増進を図れるように支援することを目的とし、これらを通して、働く人の QOL ならびに組織の生産性の向上に寄与するものである」と定義されています[2]。具体的には、健康診断の事後措置や保健指導、健康相談といった従来の産業保健活動に加え、健康経営の広がりもあり、健康増進施策の企画、推進なども求められています。それを支えるのは、本質的には本人の健康リテラシーであり、企業は社員の健康リテラシーを高めることが、最終的に産業保健の目的を果たすことにつながると考えています（図1）。

　以下に、データ活用について期待することを、企業がそもそも産業看護職に対して期待していることに関連付けて私見を述べます。

1）企業の状態の的確な把握

　企業の状態を把握しておくことは、健康問題が生じたときに何が影響しているのか、本質的な部分を見極めるための材料になります。企業の状態とは、社風や組織風土、業績の良し悪し、社員の働き方の特性、産業保健に対する姿勢や方針などです。これらをしっかりと把握できていると、例えばストレスチェックで悪い結果が出ている組織があったとき、原因分析に役立ちます。

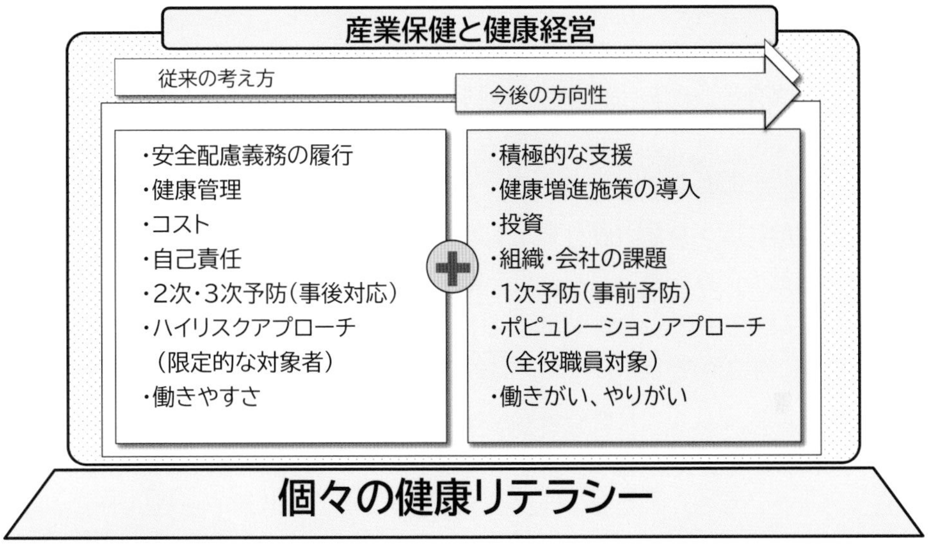

図1 産業保健の目的

産業保健と健康経営

従来の考え方	今後の方向性
・安全配慮義務の履行 ・健康管理 ・コスト ・自己責任 ・2次・3次予防（事後対応） ・ハイリスクアプローチ 　（限定的な対象者） ・働きやすさ	・積極的な支援 ・健康増進施策の導入 ・投資 ・組織・会社の課題 ・1次予防（事前予防） ・ポピュレーションアプローチ 　（全役職員対象） ・働きがい、やりがい

個々の健康リテラシー

　健康は、業務や職場での人間関係、上司や組織の影響を大きく受けるものです。本人の視点だけでなく、所属する組織をマネジメントする側の視点に立って考えることも有用です。データに現れた結果をどう見るか、どう分析するかの一助になります。

2）産業保健と健康経営

　企業の方針にもよりますが、産業看護職には図1の通り、従来の産業保健業務に加え、健康経営の推進の役割も期待されています。例えば、健康経営の目的の一つである生産性の向上は、社員が本来持つパフォーマンスを最大限に発揮することが前提です。生産性に影響を及ぼすプレゼンティーズムを改善するには、具体的には何から手を付ければよいのか、人事担当者だけで的確に進めることは難しいものです。指標を検討する、パフォーマンスの発揮度をデータで示す、既存のデータを収集・分析するだけでなく、どのようなデータがあれば施策立案のヒントになるのかの提案が求められています。

3）中立的な立場・主観と客観の区別

　健康問題を抱える社員に対応するとき、企業、社員どちらかの立場に偏るのではなく、中立的に対応することが必要です。データ活用においても、一方の情報や関連する情報がないと比較ができず、誤った判断につながります。

　メンタルヘルスの事案が発生したときには、疾病性と事例性を切り分けます。病気が原因であれば医学的介入が必要ですし、そうでなければ別の対応が求められます。関係者から意見を聴くときには、主観と客観を区別して認識すると状況を正しく把握することにつながります。データにも主観性と客観性があるため、主観と客観の区別は重要な視点です。

4）専門用語は翻訳を

　健康診断結果において、どの健診項目がどのような生活習慣と関係しているのか、ストレスチェックの内容については言葉の定義や、何がどう影響して数値化されているの

かなどを正確に理解している社員は少ないです。せっかくデータを可視化しても、それを読み取る力がないと理解できず、資料を作成しても伝わりません。データそのものの意味付け、データ分析の内容については専門用語を避け、平易な内容で説明すると伝わりやすくなります。

5）データの資料への落とし込み方

決裁者は日常的に膨大な量の資料を見ており、短い時間で意思決定や判断を行っています。資料は初見の内容が多いため、何を判断してほしいのか、そのために必要な情報がわかりやすく記載されているかがポイントです。ここで相手を説得する材料になるものがデータ（特に定量的な数字）です。目的別にデータ集計の方法や資料の構成は異なるものです。目的に応じて、資料の構成や何を項目として記載すべきかを検討することが必要です（図2、図3）。

人は自分の見たいものしか見ない性質があるようです。興味関心が低い事項に対しては、なかなか決裁が進まないこともあります。一方で、経営層は産業保健を含め知見の少ない分野に対し、専門家の意見に耳を傾ける傾向があります。そのため、必要事項に漏れがないだけでなく、相手の欲しい情報が記載されているか、そもそもその提案はニーズがあるのかという視点が重要です。

6）健康情報以外のデータの把握

健康診断やストレスチェックなどの直接的な健康関連情報以外にも、人事情報（勤怠、休職歴、家族情報、異動歴や昇進・昇格歴など）や企業で行われている各種意識調査（健康に関するアンケート、コンプライアンスに関するもの）など、健康問題に関係・影響する内容を含んだデータがあります。一種類の健康データだけでは見えてこないことも、このようなデータとクロス分析することで浮き彫りになることがあります。

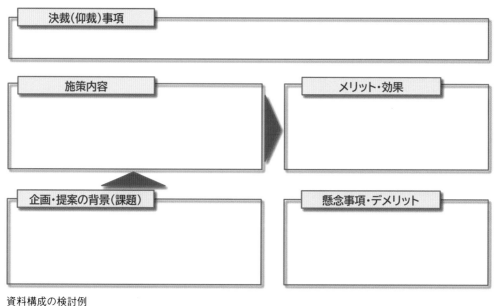

資料構成の検討例
目的別に概要を考え、提案の骨格をつくる
図2 データの資料への落とし込み方①

Step 1　そもそもあなたはデータを使って何がしたいのか？ 何が求められているのか？

<項目例>

決裁(仰裁)事項	経営方針の全体像と位置づけ	目的・狙い
課題認識・要望	現状と提案の背景	具体的な施策内容提案内容
提案の根拠エビデンス	メリット期待される効果	デメリット
懸念事項	費用(コスト)	実施スケジュール
実施体制	今後の検討事項	世間の動向トレンド
指示・依頼事項	他社事例・比較	実行手順
まとめ	Q&A	etc.

シナリオ作成と項目例
概要(骨子)に加え決裁者の特性をもとに入れ込む情報、順番を検討
相手の聞きたい情報が入っているか

図3 データの資料への落とし込み方②

7) IT リテラシーの習得

　企業でデータを扱う際には専門ソフトやシステムを使用することもありますが、一般的にはエクセルを使用する機会が多いです。データは数値を扱うことが多く、データ化、集計、分析において一定の IT スキルが求められます。技術者になる必要はありませんが、必要な情報はどのツールで分析できるのか、必要に応じて外部に相談できるのかなどの知見やネットワークがあると便利です[3,4]。

まとめ

　データ活用において、産業看護職には人事では持ちえない視点をもつ専門職として、医学的知見の活用だけでなく、変化する産業保健のトレンドをキャッチし、企業側のニーズを確認しながら必要なデータを収集、分析し、健康に関する業務の推進、提案を行うことが期待されています。

　企業は人が活躍しないと存続できません。それには心身ともに健康であることが大前提です。健康に関する業務に直接的に関わる産業看護職の力が、今までになく求められていると考えています。

参考文献
1) 経済産業省. データ利活用のポイント集：データ利活用の共創が生み出す新しい価値. 2020.
https://www.meti.go.jp/policy/economy/chizai/chiteki/pdf/datapoint.pdf
2) 日本産業看護学会. 産業看護の定義. 2023.
https://www.jaohn.com/definition
3) さんぽ会(産業保健研究会). http://sanpokai.umin.jp/
4) 東京大学大学院医学系研究科デジタルメンタルヘルス講座・精神保健学分野. 職場のメンタルヘルス専門家養成プログラム(TOMH) https://www.tomh.jp/

海野 賀央

4 健康経営におけるデータ活用と産業看護職の役割

データを活用する目的

　産業保健や健康経営では、健康関連のデータを扱うことが多くあります。データを活用する目的は主に3つあります。従業員の健康ニーズを把握すること、従業員や経営者など、相手の理解を促し、また、行動を変容させること、そして、健康施策の効果を測定することです。

1）従業員の健康ニーズを把握する

　産業保健活動は、労働安全衛生法を基盤とする活動です。定期健康診断やストレスチェックなど、やるべきことは法令に記載されています。ただし、法令には、従業員の安全と健康を確保するための最低基準の活動が記述されているに過ぎません。健康ニーズに基づいた産業保健活動を行うことが求められます。健康経営については、取り組むことが法的義務となっているわけではありませんので、必要である、効果があると企業が考えるから実施します。いずれの活動においても、健康ニーズに基づいた活動を行うためには、健康ニーズを把握することが出発点となります。

　職域には、法的義務での一般健康診断やストレスチェックなど、健康関連のデータが豊富にあります。それらを活用すれば、健康ニーズを把握することが可能です。

2）人を動かす

　保健指導や健康相談など、産業看護職が従業員に関わり、健康行動を促す場面は多くあります。面接技法や専門知識の伝え方など、行動変容のための技術のひとつにデータの活用があります。図1 はある企業の収縮期血圧のヒストグラムです。矢印は面談対象者の血圧値です。全体の中での位置づけを示すことで、血圧の程度を面談対象者が直感で理解することを促すことができ、改善に向けた問題意識を高めるために効果的です。

　産業看護職が経営者など健康施策の意思決定者に対して、従業員の健康課題をデータに基づく数字や表、図で示すことで、産業看護職が感じている課題認識を明確に示すことができ、意思決定者が判断を下す助けになります。

3）健康施策の効果測定

　健康施策を実施した後、その効果がどうであったかを評価することが重要です。効果を測定しないと、その施策をそのまま変えずに継続すべきなのか、変更を行うべきなのか、あるいは、やめるべきなのかの意思決定ができません。健康施策のPDCAを回す

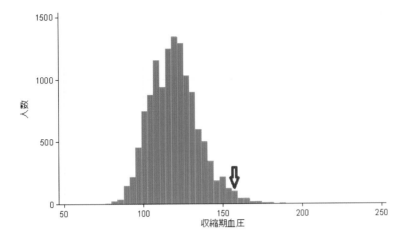

図1 収縮期血圧のヒストグラム

ことが重要であり、それを行うことで従業員や経営者からの信頼を得ることができます。

　効果測定はデータ活用の中でも実施することが最も難しい取り組みです。効果の測定は、健康施策が終わってから測定方法を考えるのでは遅く、健康施策の計画段階から、いつ、どのような方法で効果を測定するかを計画に落とし込む必要があります。

データ活用を進める道筋

1）データ化

　産業保健で扱うデータは健康診断やストレスチェックなど多岐にわたります。これらが電子データとして保存されていることがはじめの一歩です。健康診断の結果が紙で保存されている場合もあるかもしれません。多くの場合は健康診断を外部機関に委託している場合が多いため、電子データでも結果を出力できるかを問い合わせるとよいでしょう。電子データとして入手できなかった場合は、結果を入力して電子データ化することが必要です。全てを電子データ化することが難しい場合は、健康診断とストレスチェックが優先順位が高いと思います。健診データには喫煙や運動などの問診データも電子データ化します。

2）観　察

　データ活用において、観察することが最も基本であり、かつ、最も重要であると考えます。喫煙、非喫煙のようなカテゴリカル変数の場合には、喫煙者が 1,000 人中 100 人（喫煙率 10％）のように、人数をカウントすることで観察することができます。収縮期血圧のような連続変数の場合には、平均や標準偏差を計算することで概略を把握できますが、図1 のようにヒストグラムを作図するとよいでしょう。どのような分布なのかを把握でき、また、外れ値の存在にも気づくことができます。収縮期血圧に 1,000 という外れ値があった場合は、元のデータが正しいか疑わしいと思います。各項目の収まる数値範囲を想定できるのは、医学的知識があるためです。産業看護職がデータを観察することにより、「おかしい」と気付くことができます。

主要な健康指標の観察を行うことで、健康ニーズを概観することができます。どのような健康指標を観察すれば健康の全体像を把握できるかについては、産業保健職の腕の見せどころです。存在するデータを踏まえた上で、身体面と精神面、疾病予防と健康増進などの視点で全体を概観します。

目的に応じて健康指標の基準を変える必要があります。血圧を例に説明します。就業上の措置の検討が必要であるレベル（ここでは管理不良者率とします）の場合、「収縮期血圧 180mmHg または拡張期血圧 110mmHg 以上の者の割合」となります。これらの人には、就業上の措置のための面接指導が必要です。医療機関での受診が必要なレベル（ここでは要受診者率とします）の場合、「収縮期血圧 160mmHg または拡張期血圧 100mmHg 以上の者の割合」となります。これらの人には、受診勧奨の取り組みが必要となります。このように、基準値を変えることで、健康指標の意味、および、その人に対する介入策が異なります。

健康指標は性別や年齢によって傾向が異なることが多いため、男女別、年代別に観察をします。部門、部署などの組織別に健康指標を比較したいことがあるでしょう。その場合には、組織別に観察をします。組織別に健康指標を比較する際によく遭遇する質問があります。性別、年齢を調整して比較すべきか？という質問です。これは目的次第です。性別や年齢の影響を除外して、組織に存在する要因が独立して健康指標に影響を与えているかを知りたいのであれば、性別、年齢を調整した健康指標で観察する必要があります。しかし、実務においては、組織ごとに性別・年齢の構成が異なることも含めて、それぞれの組織に内在する健康リスクを観察・提示することが目的であることが多いと思います。この場合には、性別や年齢を調整せず、組織ごとの健康指標を観察することになります。

3）健康経営戦略マップの作成

健康経営では、健康経営戦略マップを作成することが推奨されています。定期健康診断を例に著者が作成した戦略マップを 図2 に示します。定期健康診断をなぜ実施しているのかを考えましょう。職務適性評価を行うことが目的であり、そのためには事後措置面接を実施することが必要です。また、疾病の早期発見の目的では、要受診者を把握し、確実に医療機関に受診するための介入が必要です。リスク者に対しては保健指導を行い、生活習慣の改善に向けた支援を行います。これらの取り組みが効果を上げているかは、管理不良者率、要受診者率、リスク者率で評価します。長期的には、脳心血管疾患の発症リスクを低減し、疾病休業者や在職中死亡者の減少につながります。

戦略マップの作成は、はじめは簡単でないかもしれません。「健康経営戦略マップ」をキーワードとしてインターネットで検索すると、多くの戦略マップの画像を閲覧することができます。他社の事例を参考にするとよいでしょう。戦略マップの横のつながりを検討するには、産業看護職の専門知識が不可欠です。戦略マップを作成する過程で、普段行っている産業保健活動について、「何の目的で行っているか」をあらためて考える機会となります。戦略マップでは、優先順位の高い健康ニーズを網羅しているかにも留意します。

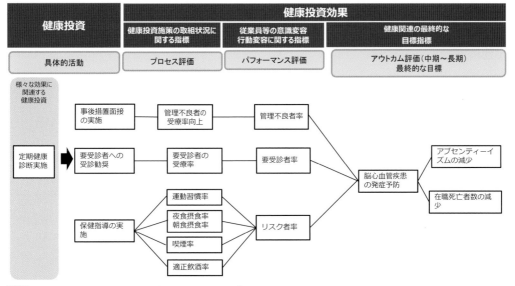

健康投資	健康投資効果		
	健康投資施策の取組状況に関する指標	従業員等の意識変容行動変容に関する指標	健康関連の最終的な目標指標
具体的活動	プロセス評価	パフォーマンス評価	アウトカム評価（中期～長期）最終的な目標

図2 定期健康診断に関する健康経営戦略マップの例

4）効果測定

　戦略マップは、取り組みの効果測定のための基礎資料となります。効果測定の方法には、主に二つの方法があります。

　一つは、経年変化を観察する測定方法です。例えば、要受診者率の経年変化を観察することにより、要受診者に対する受診勧奨の取り組みの効果を測定します。この方法は簡便に実施することができます。一方で、要受診者率に影響する取り組みは要受診者に対する受診勧奨のみではないため、直接的な効果を観察できないことが多い点や、集団全体を評価することになるため健康指標の変動が小さく、効果を示すことが難しい点などが短所です。

　もう一つは、取り組みを受けた集団を追跡し、効果があったかを測定する方法です。この方法は取り組みの効果を直接的に測定することができます。一方で、効果を比べる比較対照をどのように設定するか、追跡のための測定をいつ、どのように行うかなど、検討すべきことが多岐にわたります。この効果測定の方法は、研究デザインそのものであり、本書 Step 3 の解説を習熟することで実施できるようになります。

5）説　明

　産業看護職が健康経営の取り組みを経営者に説明し、また、（安全）衛生委員会の場で発表することもあると思います。前述の1～4までの工程を自分で行っている産業看護職であれば、問題なく説明ができると思います。「1」では、事業所に存在するデータをすべて把握することができます。「2」では、健康指標の観察を行っているため、データの分布や外れ値の存在、性別・年代・組織別の傾向が把握できます。健康指標の定義も理解できます。「3」では、戦略マップによって、それぞれの取り組みを行う目的を意識することができ、その取り組みがどのようなプロセスを経て、最終的なアウトカムへとつながるか、ストーリーとして語ることができます。「4」では、効果測定について、

測定方法の長所と短所を踏まえて科学的に説明することができます。もし、1から4の中で自分で行っていない工程がある場合は、記載した観点でデータを見直しておくことが効果的です。

産業看護職の役割

ここまで、すでに産業看護職がデータ活用に関わることの意義について述べてきました。産業看護職は健康関連のデータが正しいかどうかを判断することができるため、データの質の確保に貢献することができます。健康ニーズの全体像を把握する際や健康経営戦略マップを作成する際には、産業看護職が持つ産業保健や産業看護の体系的な知識が不可欠です。健康施策の効果測定は簡単ではありませんが、本書で紹介されている基礎知識を駆使すれば可能でしょう。

データ活用は組織の課題や問題を把握する際に威力を発揮しますが、それは産業看護職が行う個別対応においても必要なことです。例えば、ある従業員に禁煙指導を行う際に、所属する部署の喫煙率が高い場合と低い場合とでは、その従業員の普段の様子を想像する際の解像度が異なります。そのため、従業員への理解を助け、より実践的な支援をすることができるようになります。

このように、データ活用は産業看護職が貢献でき、また、日々の活動にも活かしていけるものですが、その全ての工程に関わることは時間的にも技術的にも難しいことがあります。その場合は、社内の他の専門職・技術職と協働で進めます。ただし、健康データは機微な個人情報であるため、皆が安心して取り扱えるよう体制を整える必要があります。「事業場における労働者の健康情報等の取扱規程を策定するための手引き」に基づき、健康情報などに関する取扱規程を作成します。

産業看護職には、データ活用を、やらなければいけない義務的な業務と捉えるのではなく、産業保健・健康経営の活動の質を高めるための武器と考え、うまく使いこなしていただきたいと思います。

永田 智久

学会発表などの目的で勤務先のデータを利用する許可を得る際のポイント

産業保健の現場では、健康診断結果やストレスチェック結果のような、たくさんの会社などの勤務先のデータを扱います。産業看護職として、そのデータを使って研究を行い、その結果を学会などで発表することを考えたとき、勤務先で上司や人事部門などから承認を得る必要があります。その際に、どうしたら承認が得られるのかを考えてみましょう。

学会発表などの主要目的として、研究で得られた新しい知見を発表することができるということがあります。それを社会貢献活動のひとつとして、積極的に支援してくれる勤務先もあります。ただし、それだけが目的では、会社などのデータ利用を許可してもらえない勤務先も多いように思います。その際には、産業看護職としてそのデータを利用して研究を行い、その結果を学会などで発表することが、勤務先や従業員の利益になるかどうかという視点で考えてみてはいかがでしょうか。

研究結果を実際の産業保健活動に還元することができれば、勤務先で承認が得られやすくなります。例えば、敷地内禁煙を実施することが決まっている会社において、従業員のデータを用いて禁煙に関する研究を行い、その結果を次の産業保健活動につなげてみるなどです。研究の内容、結果、産業保健活動での展開内容は安全衛生委員会などで報告し、勤務先内で共有します。それがさらに次の研究や発表につながり、次回以降に勤務先のデータ利用の許可を得やすくなるかと思います。特に最初は勤務先での産業保健活動における重点課題や問題につながる研究テーマを選ぶと、許可がより得られやすくなるように思います。

また、勤務先で上司や人事などから承認を得る際には、研究計画書を作成し提示することが必要です。その際には、専門職以外の方が読んでもわかるように、できるだけ平易な言葉を使って記載します。必要なことは記載しますが、長すぎないほうがよいと思います。実際の研究においては倫理的配慮も必要になりますので、そのことも考慮しましょう。

最後に、一番大事なことは、日頃の仕事ぶりなどに基づく信頼関係を以前から構築することだと思います。こちらは私も日々肝に銘じています。

加藤 梨佳

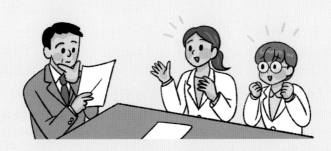

分析のテーマはどう決める？
～看護職の「鳥の目、虫の目、魚の目」～

データ活用は必要不可欠

産業保健では、事業場の労働安全衛生上の課題解決や社員の健康増進、well-being、それらを通じて企業の社会的責任を果たすこと、業績アップや社会イメージの向上に貢献することなどを目的に活動が行われます。企業のニーズに合った取り組みとその評価を行うためにも、データ活用は必要不可欠です。

プロセスとしては、職場の現状（健診や問診表から得たデータ、ストレスチェックの結果、休業率、相談件数など）を記述分析などで把握して健康課題を明らかにし、複数のデータを組み合わせて課題に影響する要因を探り、実行可能な取り組みを検討し、優先順位をつけて計画を立て実施・評価するという流れを繰り返します[1]。

単年度で解決できる課題は少ないため、職場では中長期計画から短期計画に落とし込むことが一般的でしょう[2]。この過程で、深掘りすべき分析のテーマも明らかになってきます。本書では各過程でのデータ活用の方法がわかりやすく説明されていますので、まずは完璧を目指さずに、できることから取り組んでみてください。

看護職ならではの貢献

上記のプロセスには、産業保健に携わる全ての人が取り組みますが、私たち看護職には、データ分析にあたって看護職ならではの貢献ができると考えます。その一つが、従業員一人ひとりの支援や対話から得られた情報を生かすことだと思います。

データには、数値で現せる量的なものだけでなく、質的データ、つまり数値には表れない個人の背景や思いなどの情報もあります。これら質的データの蓄積により量的データから得られた課題に対するアセスメントが深まり、有効な対策につながることもありますし、実施した健康施策が集団としてだけでなく、一人ひとりにどのように影響を与えることができたかを細やかに捉え、評価や改善につなげることもできます。

全体を広く俯瞰して捉えること
目の前の個人に集中すること

コミュニティ全体を対象とする公衆衛生看護では、「鳥の目」「虫の目」を持つことが重要とされています。鳥の目とは全体を広く俯瞰して捉えることで、職場の健康課題や影響する要因を大きく捉えることが該当します。一方、虫の目とは、目の前の個人に集中し、例えば「この人がタバコをやめられない理由は何か」「職場環境や人の影響をどのように受けているのか」「困っていることは何だろうか」「ストレスが大きいのか」などを情報収集して、解決策を一緒に考えることになります。一人ひとりのアセスメントや支援の記録を丁寧にとって蓄積していくことで、集団としての傾向がつかめることがあります。

故・樋口康子先生（日本赤十字看護大学名誉学長）は、「今の私共看護専門家がすべきことは、私共の身の回りにいる人間、特に看護の場でケアする対象者を人工的に整理したり、分類したりすることではあり

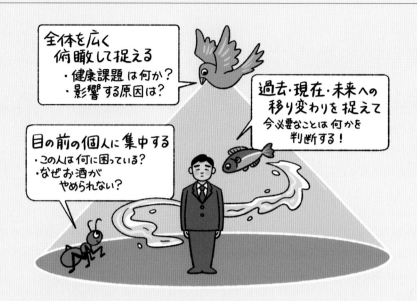

ません。また、人間についての知識を体系づけることもありません」「『その時、その現象を観察し、記述し、フォローして観察し、記録に残す』その記録がたまり、あるケースの歴史的変化の全体像を示す貴重なデータとなるのです」と述べています[3]。丁寧な個人への支援（虫の目）から、困りごとや施策への要望などを聴き、集団や組織として取り組みが必要なテーマを見つける（鳥の目）ことは、看護専門職としての大切な役割の一つだと思います。

また、データ分析のテーマを見つけるためには、関連学会や勉強会への参加、専門誌の購読なども役立ちます。新たな情報を得ることで、「わが社ではどうだろう？」と、テーマを絞るきっかけになることがあります。そこから得た知見を、次は自分が学会などで発表し、社会全体の産業保健の発展に寄与することも、専門職として求められています。

今必要なことは何か

最後に、公衆衛生看護にはもう一つ、「魚の目」も必要です。魚の目とは、過去から現在、未来への社会の移り変わりを捉え、今必要なことは何かを判断する目になります。先駆的な企業が、今後の労働力人口の減少や高年齢労働者の増加を見越し、問題が深刻になる前に、早期から健康経営に取り組んでいることもその一つです。「分析テーマを見つける」「時流をつかみ、今取り組む必要のある保健事業を見極める」という目標を持って、学会などに参加してみてはいかがでしょうか。

中谷 淳子

参考文献
1) 中村好一. 基礎から学ぶ楽しい疫学. 第4版. 東京, 医学書院, 2020, 210.
2) 五十嵐千代. "産業保健計画". 必携 産業保健看護学：基礎から応用・実践まで. 公益社団法人日本産業衛生学会 産業保健看護部会編. 東京, 公益社団法人 産業医学振興財団, 2023, 224-30.
3) 樋口康子. 看護がめざす科学とは何か. 日本看護科学会誌. 9 (1), 1989, 1-10.

経営層を動かすコツ

　私たち産業看護職は、社員にとって身近な専門職として関わり、課題を解決するために各関係者をコーディネートし、産業保健活動の視点で PDCA サイクルを回すことを強みとしています[1]。そして、産業保健活動や健康経営を推進する中で、企業の状況に応じた健康施策を展開しています[2]。

　健康施策を展開するためには、労働環境や労働者の健康状態をアセスメントし、優先課題や対策を明確にした上で合意を得る、つまり「経営層を動かす」ことが求められます。経営層を動かすというと身構えてしまいますが、健康施策を最終承認する意思決定者や、健康施策の決定に影響を与える立場の方（以下、キーパーソン）をイメージしてみてください。

　さまざまな結果や社員の生の声などのデータを交えて健康施策が生産性向上に貢献することを説明し、産業保健の価値をビジネスの視点から伝え、経営層を支援することが重要です。そのために、次の8つの要素を意識してみましょう。これらは、企業の健康施策の合意を得るために必要な産業看護職のコンピテンシーを明らかにすることを目的に、文献検討・関係者への半構造化面接・研究者らによる協議の上、Web調査によるデルファイ法で明らかにしたものです[3]。産業看護職が身につけたい力のセルフチェックとして活用していただければ幸いです。

　経営層を動かすための準備は、実は日常業務の中に多く含まれています。以下のセルフチェックを通してそのことを実感し、今取り組んでいる地道な日常業務への自信やモチベーションにつなげて、これからも一緒に取り組んでいきましょう。

チェックしてみよう！
産業看護職が身につけたい力

1. 企業人としての産業看護職の基礎力

☐企業の経営理念や経営方針を理解する

☐企業人としての適切なビジネスマナーを実践する

☐経営計画における産業保健職の役割や位置づけを認識する

☐健康施策が経営（生産性向上や企業価値の向上）に寄与することを理解する

☐健康施策は経営課題を解決する手段の一つであることを理解する

☐健康経営などの企業価値の向上に貢献する

☐社内の共通認識や共通言語を意識して使用する

2. 産業看護職としての信頼関係の構築

☐労働者の身近な存在として、気軽に相談される窓口となる

☐情報収集の機会として、社内でのコミュニケーションを積極的にとる

☐さまざまな接点を通して産業看護職としての存在を広める

☐求められたときに期待に応えられるよう研修会や学会参加等により自己研鑽する

☐産業保健専門職の倫理指針等に基づいた情報の管理を行う

☐日頃から社内の関係者との信頼関係を構築する

3. 健康施策を展開するための土台づくり

☐健康施策を展開する上で衛生委員会等の

有用な資源を見出し、活性化を図る

□社内報等による情報提供で健康的な風土の醸成を支援する

4. 連携・調整

□健康施策の実現に向けて、産業医等の多職種と連携・調整を行う

□承認ルートやキーパーソンを把握し、連携・協働を要する関係者等を見極める

□審議・決定の前段階で、関係者等と報告時期や内容の擦り合わせを行う

5. 健康課題と健康施策の背景の明確化

□健康課題と健康施策の背景として、法的根拠や社会情勢、企業の経営理念等を結び付ける

□各種データや衛生委員会、既存の健康施策等の情報を基にした企業／事業場／組織／集団のアセスメントにより、健康課題を明確にする

□健康課題とその解決が企業や個人等にもたらすメリットとデメリットを明確にする

□健康課題の原因をデータや文献等から判断する

6. 健康施策の方針の判断

□健康課題の広がり・深刻さ・緊急性・可変性等から優先度を判断する

□健康施策の目的・目標を明確にする

7. 健康施策の方法の判断

□計画の実現可能性から健康施策の優先度を判断する

□文献や他社事例等を基に、介入方法を判断する

□対象のニーズや実施の場に応じた運営方法を判断する

□健康施策による効果を見積もる

□予算の仕組みを理解し、経費・人員・業務量を見通した予算案を作成する

□健康施策の目的に適した評価計画を判断する

□健康施策に必要な倫理的配慮を判断する

8. 適切なプレゼンテーション

□経営層に響く言葉・表現・事例等を用いて説明する

□主張と論旨が明確なプレゼンテーションを行う（主張・結論が明確、その意義・根拠が明確、長期・短期目標と具体的な実施内容が明確、論旨の一貫性）

□表現・資料が適切なプレゼンテーションを行う（話術・表現・アピール力、話しの構成・流れ・時間配分の適切さ、視聴覚媒体・資料のわかりやすさ・デザイン）

□アセスメントで明確になった健康課題の要因や背景要因の関連を図式化した資料を提示する

元田 紀子

参考文献
1) 金森悟ほか. 第28回日本産業衛生学会全国協議会公募企画「多職種で考える！産業看護職の存在意義」の評価. 産業衛生学雑誌. 62 (6), 2020, 271-8.
2) 経済産業省. 企業の「健康経営」ガイドブック：連携・協働による健康づくりのススメ（改訂第1版）. 2016.
https://www.meti.go.jp/policy/mono_info_service/healthcare/kenkokeiei-guidebook2804.pdf
3) 元田紀子ほか. 企業の健康施策決定プロセスに関与する産業看護職に必要なコンピテンシー. 日本産業看護学雑誌. 10 (2), 2023, 23-33.

生産性・プレゼンティーズムはどう測定する?

健康経営とは、企業が従業員の健康に配慮することにより、経営面においても大きな成果が期待できるとの基盤に立って、健康を経営的視点から考え、戦略的に実践することと定義されています。2023 年度の健康経営度調査の回答数は、大規模法人部門で 3,523 企業、中小規模法人部門で 17,316 企業と、健康経営に取り組む企業は年々増加しています[1]。

プレゼンティーズムの定義

経済産業省の資料によると、プレゼンティーズムとは「出勤はしているものの健康上の問題によって完全な業務パフォーマンスが出せない状況」と定義されています[2]。しかし、これはさまざまなプレゼンティーズムの定義の一側面でしかありません。プレゼンティーズムには 4 つの定義があり（表1 [3-6]）、自社の理念・文化などから逆算して、どの定義を採択すべきかをまずは検討する必要があります。

プレゼンティーズムの測定方法

プレゼンティーズムの代表的な測定方法は、大きく「疾患非特異的尺度」（定義④）と「疾患特異的尺度」（定義②）に分類されます。

疾患非特異的尺度の代表例として、東大1 項目版（SPQ）、WHO-HPQ、WLQ、WFun などが挙げられます。疾患非特異的尺度のメリットは、従業員の生産性低下を健康問題によるものだけではなく、職場の人間関係などの他の要因も含めた全般的な生産性低下が評価できることです。

疾患特異的尺度には、QQmethod や WPAI（非特異的尺度も同時に評価可能）などがあります。どのような健康問題が要因で生産性が低下しているかを明確に可視化できるのは疾患特異的評価尺度だと言われています。図1 は株式会社バックテックが QQmethod にて解析したデータの一例（約 1.7 万人）です。

分析上の注意点

プレゼンティーズムを分析する上で注意が必要な点が二つあります。一つは、疾患非特異的尺度と健康関連データの関連性を分析する際には、疑似相関に注意することです。実は相関関係がないにも関わらず、相関係数が高かったり、その反対ということもあるため、散布図を確認したり、介在因子である要因を調整するような偏相関分析などを検討する必要があります。もう一つは、健康施策によるプレゼンティーズム改善の効果検証を行う際は、施策開始時に労働生産性低下を経験している労働者を対

表1 プレゼンティーズムの定義

定義①	体調不良で休むべきなのに出勤している状態 [3]
定義②	出勤している労働者の健康問題に関連した労働生産性損失 [4]（経産省が利用）
定義③	病気を持ちながら出勤している状態 [5]（ポジティブな側面を評価）
定義④	出勤している労働者の生産性低下 [6]（健康問題のみにフォーカスしない）

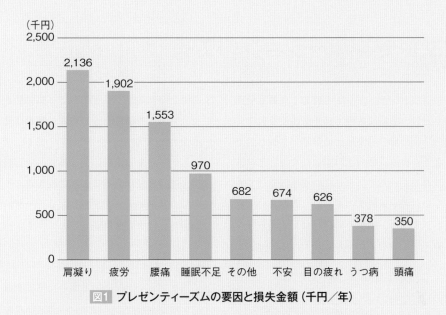

図1 プレゼンティーズムの要因と損失金額（千円／年）

象として設定する必要があります。つまり、プレゼンティーズムの改善効果を適切に分析するためには、施策の企画時からプレゼンティーズムおよびその要因を分析し、適切な対象者へ介入する必要があります。

　このようにさまざまな定義や測定方法があるため、自社の理念・文化などから逆算して自社のプレゼンティーズムの定義や測定方法を決定し、経年変化をモニタリングする必要性があります。さらに、生産性低下の関連要因を分析する際には疑似相関に注意すること、そして、サービスの介入効果の検証の際には、介入前からプレゼンティーズムを経験している者を介入対象とすることに留意の上で、健康経営のPDCAを回していただきたいと思います。

福谷 直人

参考文献
1) 経済産業省. 第10回健康投資ワーキンググループ. 資料1：事務局説明資料①（今年度の進捗と今後の方向性について）. 2023年12月7日.
https://www.meti.go.jp/shingikai/mono_info_service/kenko_iryo/kenko_toshi/pdf/010_02_00.pdf
2) 経済産業省. 第13回産業構造審議会 経済産業政策新機軸部会. 資料3：新しい健康社会の実現. 2023年3月14日.
https://www.meti.go.jp/shingikai/sankoshin/shin_kijiku/pdf/013_03_00.pdf
3) Aronsson, G. et al. Sick but yet at work. An empirical study of sickness presenteeism. Journal of Epidemiology and Community Health. 54 (7), 2000, 502-9.
4) Loeppke, R. et al. Health-Related Workplace Productivity Measurement: General and Migraine-Specific Recommendations from the ACOEM Expert Panel. Journal of Occupational and Environmental Medicine. 45 (4), 2003, 349-59.
5) Johns, G. Presenteeism in the workplace: A review and research agenda. Journal of Organizational Behavior. 31 (4), 2010, 519-42.
6) Gilbreath, B. et al. Supervisor behavior and employee presenteeism. International Journal of Leadership Studies. 7, 2012, 114-31.
7) Garrow, V. Presenteeism: A review of current thinking. Institute for Employment Studies. Report 507. 2016, 1-84.

プレゼンテーションの工夫

プレゼンテーションを通して成果を発表したり、会社に業務方針を伝えることによって、社員の健康向上に貢献できるだけでなく、社内評価向上の機会になることがあります。一方で、なかなか成果に結びつかない、苦手意識があるという方も多いかもしれません。本稿ではプレゼンテーションの工夫についてご紹介します。

①資料作成の準備

いきなり PC でスライドを作り始めず、まずはペンと紙で全体の構成を練ります。

- 伝えたいメッセージを考える：核となるテーマを検討し、相手に特に伝えたいメッセージ（Take Home Message）を考えます。
- ストーリー構成を考える：起承転結を意識し、全体の流れを検討します。例えば、経営層に向けて業務方針をプレゼンする場合、導入部で社員に多い健康課題を提示してからメインの内容（これまでの成果や、健康課題を予防するために具体的に検討している方法など）を伝え、最後にまとめとして内容の振り返りと Take Home Message を再掲するなどの方法が考えられます。学会発表の場合は、背景と目的、方法、結果、考察、結論と章立てがある程度決まっていますが、特に背景と考察は、聴衆に良い研究（事例）だと思ってもらえるようなストーリーを提供することが重要です。

- 必要な事例やデータを集める：具体的なエピソードや事例を含めると、聴衆に関心を持ってもらいやすくなります。また、データを効果的に用いることで、説得力を持って伝えることができます。その際、事例やデータが核となるテーマに関係しているかを意識しておきます。

②スライドを作る

- 目次を作る：上記①で準備した構成を目次に落とし込み、プレゼンの全体像がわかるように、冒頭のスライドに表示します。研修の場合は、目標や、研修のゴールも明示しておきます。
- スライド内容を作成する：スライドは、文字で全てを説明するのではなく、ビジュアル重視でシンプルにします。文字で伝えたいことがある場合は、補足資料を準備します。文章の羅列にならないよう、表や図を活用するのがおすすめです。

③プレゼンテーション

原稿を用いる場合も、なるべく聴衆の目を見ながら、直接語りかけるような、自然な話し方を心がけるとよいでしょう。そのためにも、事前に何度も練習しておきましょう。上達には慣れの要素も大きいので、学会参加や、上司や同僚に仕事の成果をアピールする機会を持つなど、ぜひ積極的にチャレンジしてみてください。

飯田 真子

参考文献
1) ガー・レイノルズ．プレゼンテーション zen．熊谷小百合訳．東京，ピアソン桐原，2009．
2) 日比海里．ひと目で伝わるプレゼン資料の全知識．東京，インプレス，2020（できるビジネスシリーズ）．

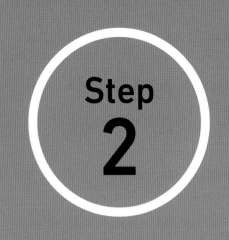

わからないから
教えてもらおう！
データ活用の疑問を
スッキリ解決事例10

0 産業保健・予防医療現場の 実践者のための 臨床疫学ゼミ

実践者が疫学・統計学を学ぶには？ ～ミシガン大学疫学セミナーからの着想

　産業保健職として経験を積むと、現場のさまざまな事象について分析や評価がしたくなると思います。例えば担当事業場にはどんな特徴があるのか、肥満は多いのか、どんな生活習慣が関連するのか、健康教育やヘルスプロモーション施策に効果はあるのかなど、多くの疑問が生まれます。筆者自身も、研修医時代の糖尿病患者教育の評価に興味を持ち、大学院に進学して公衆衛生学を学びました。

　これまで多くの疫学・統計学の勉強会に参加しましたが、英語論文の輪読会や教科書の通読会など、研究者のためのものが多く、来週に迫る学会発表を抱えた臨床医や、明日の衛生委員会の発表に悩んでいる保健師の切実な悩みには答えてくれない印象を持っていました。疫学・統計学は重要で有益なのに、現場の実践者が手軽に学べる機会が不足していると感じました。

　そんな中、2007年から3回にわたり参加したミシガン大学公衆衛生大学院疫学セミナーは、たいへん勉強になり、またヒントになりました（図1）。同プログラムは米国

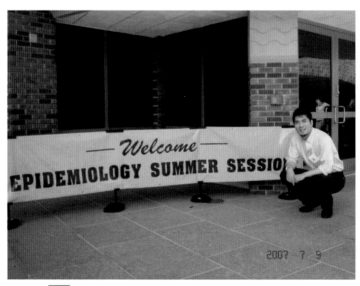

図1 ミシガン大学公衆衛生大学院疫学セミナーに参加

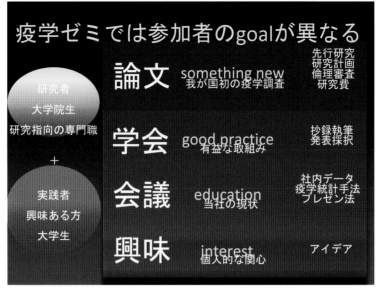

図2 疫学ゼミ参加者のゴールと必要なスキル

の公衆衛生大学院の社会人向け疫学セミナーの中でも最古のもので、1965 年に開講してからすでに 50 年以上の歴史があります（https://sph.umich.edu/umsse/）。世界中から毎年約 300 人の社会人が、夏期の 3 週間に疫学・統計学の集中プログラムに参加します。さまざまな職種、背景を持つ参加者が、授業だけでなく学生寮の食事（ミール）プログラムや、Fun Run（週末の 10km マラソン）などいろいろな行事を通じて仲良くなり、20 以上あるレベル別の必修・選択プログラムからクラスを選択してみっちり勉強します。初年度は基礎疫学・統計学を学び、2 年目以降はロジスティック回帰などのアドバンスドコースや産業保健、社会疫学、女性の健康などの各論を選択できます。各クラスの最終日には試験もあり、3 カ年通って 12 単位以上の取得で Certification が得られます。夏の間だけ学生に戻ったかのような気分が味わえる貴重なプログラムです。

この「職種や背景が違っても、疫学・統計学を学ぶという共通のゴールに向けて仲間が集う」という点が素晴らしく、その雰囲気を再現すべく、2008 年 7 月から臨床疫学ゼミを開講しました。職域において働きざかり世代の予防医療、臨床に日々取り組んでいる多忙な専門職を対象として、順天堂大学とさんぽ会（産業保健研究会、http://sanpokai.umin.jp/）に加え、2016 年からは日本ヘルスプロモーション学会健康疫学研究部会の共催となり、より広い方々に参加を呼びかけています。

臨床疫学ゼミという学びの場

臨床疫学ゼミのユニークな点は、参加者のレベルをあえてそろえていないところです。疫学統計に「興味」がある、「会議」でプレゼンしたい、「学会」で発表したい、「論文」にまとめたいなど、さまざまなレベルの方が参加しています（図2）。社内の衛生委員会で発表できればいいという保健師さんから、英文誌にアクセプトされないとマズいという大学院生までいるわけです。異なるゴールでも使われるテクニックは一緒で、同じ

場で学び合うことで先輩がコツや経験を後輩に伝え、互いに高め合えるという発想です。「80点の人が100点を目指すゼミではなく、40点の人が80点を目指すゼミ」とも言えます。

　現在のプログラムは大きく3つあります。「ピアレビュー（参加者単独の発表）」「ワンポイントレクチャー（系統講義）」「プラクティカル疫学・統計学」で、このうちゼミの目玉は初心者とチューターがペアになり学ぶ「プラクティカル疫学・統計学」です。当初は「クラシカル疫学・統計学」とも言えるワンポイントレクチャーが主体でしたが、統計の教科書を読むように変数や検定法について学んでも、なかなかやりたい分析までたどり着けない。そのために「現場のこれがやりたい」から始めて、そのための知識が教科書の目次のどこに相当するかを学んでいく「逆引きの発想」でゼミを進めることを思いつきました。具体的には先輩役のチューターとともに3〜6カ月かけて事前に準備を行い、その勉強の過程をすべて発表でオープンにします。通常の学会発表では完成形しか見られませんが、「プラクティカル疫学・統計学」では、試行錯誤や分析の過程、有用だった参考図書なども見ることができます。

　初回となった第62回臨床疫学ゼミ（2014年6月）では、保健指導に奮闘する管理栄養士の方に登場していただき、「ウィルコクソンって何ですか？ 保健指導の効果を知りたい私の疑問」と題し、研究者と現場スタッフの一問一答を寸劇で再現しました。「検定の種類」より研究デザインや指標、何より「保健指導を評価したいこと」がはるかに重要であると説明し、極論ですが「間違ってt検定してもよいではないか」という話から、変数の種類、正規分布、p値の意味、最後に対応のあるノンパラメトリック検定であるウィルコクソンの符号付順位検定まで解説しました。

　臨床疫学ゼミは毎月第3金曜日の夕方に開催していますが、数十名の方がコロナ下ではオンラインで、現在はハイブリッドで順天堂大学で学んでいます。コロナ禍を経て「プラクティカル疫学・統計学」はオンラインでも指導できるようになり、地方や海外に住む専門職の方とZoom画面を共有して統計ソフトの使用感を見ていただくこともできるようになりました。みなさん自分の現場のデータを持ち寄り、こんな分析をしたい！ あんな評価がしたい！と、たいへんな熱気に溢れています（http://sanpokai.umin.jp/clinicalepidemiology.html）。

本書 Step2の狙い
〜現場の実践者が逆引きで学ぶ疫学・統計学

　本書 Step2では、そんな臨床疫学ゼミの「プラクティカル疫学・統計学」の発表を誌上で再現すべく、10ケースを記載しました。各報告は、それぞれの企業や健康保険組合などの現場で、まず「データを活用して明らかにしたかったこと」から記述が始まります。そして「対象職場の概要と使用するデータ」と、そこから導き出された最初の「結果」が示されます。それに対して、実際にチューターが行うように「専門家からのアドバイス」を受けて、分析や考察がブラッシュアップされていく様子が描かれます。また、今回の報告を通じた学びの苦労話や参考になる勉強法について、「実施後の感想」

わからないから教えてもらおう！ データ活用の疑問をスッキリ解決事例10

本誌 Step2 に登場するチューター

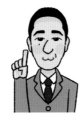

福田 洋　　　　　金森 悟　　　　　江川 賢一　　　　春山 康夫

や「今後の展望」が述べられます。最後にもう一度チューターから「さらなる発展に向けた専門家からのアドバイス」としてコメントをしてもらいました。

　臨床疫学ゼミでは、実践者から「統計がわからない」という質問が多いですが、「データを活用して明らかにしたかったこと」についてしっかり議論すると、実はわからないのは統計手法ではなく、疫学、つまり「何を知りたいのか（何と何を比較するのか）？」「指標は何を用いるのか？」という研究デザインであるということに気付かされます。Step2 で各ケースを見ていただき、その疫学・統計学の知識をさらに深めていただくために、「逆引き」で Step3 の知識編につながる構成としています。多くのケースは、論文や学会発表のような完成形ではありません。限界や不足が大いにあると思います。しかし多忙な現場の実践者が、自らの職場のデータを用いて、自分がやりたい分析を試行錯誤しながら学んでいく過程が、多くの実践者を勇気づけ、参考になると思います。

参考文献
1)　福田洋. ZOOM でどこでも臨床疫学ゼミが可能に.「予防と臨床のはざまで」vol.201. 公衆衛生. 85 (2), 2021, 122.

福田 洋

0

産業保健・予防医療現場の実践者のための臨床疫学ゼミ

1 職場のデータを活用し 肥満率と喫煙率を把握する

後藤 豊美

産業保健看護職として、医療機関、商社を経験。2児の母。
2024年春より大学院衛生学・公衆衛生学修士課程へ進学。

このケースで勉強になるポイント！

1 記述疫学の重要性

2 衛生委員会での効果的なグラフの見せ方

3 会社の施策につながるデータ活用

データを活用して明らかにしたかったこと

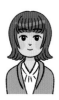

　職場には健康診断や生活習慣のデータがあふれているのに、今まではイマイチ何の分析から手をつけるべきかわからなかったんですよね。でも特定保健指導を実施している中で、肥満と喫煙がすごく多いと感じるようになりました。事業所内の肥満・喫煙率を出すことで現状把握と課題を明確にしたいと思いました。

　私の事業所では、肥満・喫煙率が高いことから、特定保健指導に力を入れていました。しかしながら、全体の肥満・喫煙率は一向に改善する兆しはありませんでした。特定保健指導は、3疾患（高血圧症・高脂血症・糖尿病）の内服治療中である方は除外されるため、特定保健指導対象者のみにアプローチを行っても全体の肥満・喫煙率は改善しないのではないかと疑問を抱きました。そこで、定期健康診断結果のデータ分析を行い、現在の状況を把握し、健康課題を明らかにすることで、肥満・喫煙率改善への取り組みを検討することにしました。

対象職場の概要と使用するデータ

対　　象：A支店6県8事業所に所属する社員

検査項目：BMI、血圧、血糖、脂質、喫煙有無

検査時期：健康診断時に実施

※本データは架空の企業のものです

この企業は営業事務・技術職で構成される会社です。いくつかの県に小規模事業所が分散しているため、事業所ごとではなく、県内の事業所をひとまとめにして、各県ごとに過去4年分のデータを比較することにしました（一部、人数の多い事業所については事業所単位で出しています）。

保健指導を実施していた肌感覚としては、営業職については、会食の機会が多いことや夜遅い食事・飲酒をしていることから肥満率が高く、技術職については、喫煙者が多い印象がありました。

結果のまとめ

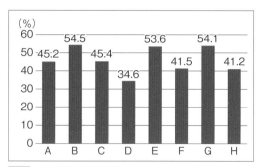

図1 事業所ごとの肥満率

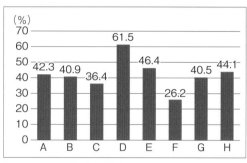

図2 事業所ごとの喫煙率

健康診断結果を分析し、全国データと比較したところ ☞ **Step1-2 p.16-**、B・E・G支店は肥満率が、D支店は喫煙率が非常に高いことがわかりました（**図1**、**図2**）。また、E支店がある地方では、メタボリックシンドローム症候群の該当者の割合がワースト順位に入っている県が多く、地域特性を視野に入れて、特定保健指導を実施していく必要もあるということがわかりました。地域特性とは、「食塩摂取量が多い」「メタボ該当者予備群が多い」「日常生活における歩数が少ない」などです。これらを踏まえた上で、定期的に開催するウォークラリーへの参加を推進し、併せて各部所で歩数を競うイベントを企画するといった活動につなげることができました。

専門家からのアドバイス

後藤さんは特定保健指導の肌感覚から、肥満や喫煙にフォーカスして、事業所の健康づくりに役立てたいと思っているんですね？ 肥満率や喫煙率の改善目標は決まっているのでしょうか？ さらに、どんな人に肥満や喫煙が多いかを調べるには、層化分析が有効かもしれませんね。

現状では、肥満率45.2%、喫煙率42.3%です。健康保険組合の目標値を参考に、5年後の肥満率の目標値は41.4%、喫煙率は35.5%としています。肥満率については、2020年は38.1%、2021年は36.4%と達成することができましたが、2022年に45.2%へ戻ってしまいました。その背

職場のデータを活用し肥満率と喫煙率を把握する ①

景として、コロナ禍で会食の機会が減り、自宅で食事をとり規則正しい生活が送れるようになった方が増えた後、徐々に会食が解禁されたことが考えられます。喫煙率に関しては、コロナ禍で喫煙所に人数制限がかかったことで禁煙に取り組んだ方が増えたこともあり、全体的に減少傾向にありますが、42.3％と高い状況が続いています。

男女別や年代別に分けて見ることで、どの性別、年代に喫煙率が高いかを把握することが可能となることがわかりました（図3）。

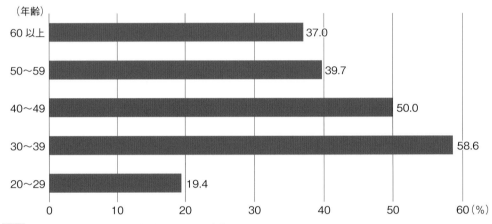

図3 全事業所の年代別喫煙率（層化分析の例）

30代の喫煙率がこんなに高いんですね（驚）！ 単純な記述疫学でも、肥満率や喫煙率に事業所ごとの差があること、30代の喫煙率が高いことなど、集団の特徴がわかってきました。これらの結果をうまく用いることで、会社の協力や理解が得られやすくなるかもしれません。 ☞ Step3-11 p.172-

会社に社員の健康課題について問題提起を行う際には、安全衛生委員会で発表します。今回は、2軸グラフで全国平均と比較して見せることで、わが社での30歳代の喫煙率の高さを伝えることができました（図4）。また、経年変化で3年分以上になる場合は、折れ線グラフを使ったほうが見やすくなることがわかりました（図5）。グラフを作成する際には、できるだけ直感的に理解しやすいように、いかに効果的に見せるように工夫できるかが肝心だと思いました。

Step 2

わからないから教えてもらおう！ データ活用の疑問をスッキリ解決事例10

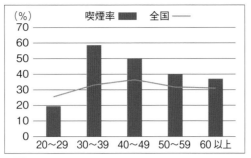

図4 全事業所の年代別の喫煙率と全国の喫煙率

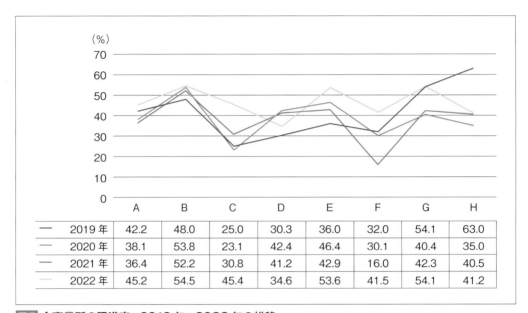

	A	B	C	D	E	F	G	H
2019 年	42.2	48.0	25.0	30.3	36.0	32.0	54.1	63.0
2020 年	38.1	53.8	23.1	42.4	46.4	30.1	40.4	35.0
2021 年	36.4	52.2	30.8	41.2	42.9	16.0	42.3	40.5
2022 年	45.2	54.5	45.4	34.6	53.6	41.5	54.1	41.2

図5 全事業所の肥満率：2019 年〜2022 年の推移

実施後の感想

　多くのデータがあるのに、今まで可視化できなかったのは「方法を知らなかったから」という理由が大きかったと思います。統計ソフトがなくても、エクセルで可視化することはできます。☞ Step3-8 p.140- 専門家と話して、何を分析したいか、どう分析すべきかがより明確になり、肌で感じていたことがデータで示されることで、より具体的な取り組みを検討することができました。

　今まで、疫学的な分析を安全衛生委員会で示したことがなく、初めてデータを報告した際は「こんなことがわかるんだ！」と驚かれましたが、何より産業保健活動を理解し、応援してもらえるきっかけになりました。日頃の活動の中で感じた疑問やモヤモヤをそのままにせず、その背景には何があるのかを読み解き、仮説を立てて分析することで、☞ Step3-3 p.120- 対象がより明確になります。産業保健活動はその繰り返しであるとわかりました。

データ活用のその後

　安全衛生委員会での理解が得られたことで、今まで行ってきた特定保健指導や禁煙プログラムに加えて、健康づくりイベント（野菜摂取量のチェック）や、健康づくりセミナーなどに会社の予算がつくようになりました。

　また、喫煙率に関しても、30〜40代で非常に高い傾向にあることがわかりましたので、今後はより若手を対象にした保健指導の企画を考えていきたいです。特定保健指導に関しては、もともと終了率が100％と高いのですが、オンライン指導の導入が進んできていますので、今回学んだ疫学、統計学の知識を用いて、対面とオンラインの効果の差なども検討していきたいと思っています。

さらなる発展に向けた専門家からのアドバイス

　肥満率や喫煙率を単に全体平均で出すだけではなく、これまでとは異なる切り口で層化したことで、新たな知見を見出すことができましたね。結果の報告先のニーズを満たせるような見せ方や伝え方ができたことで、健康施策のさらなる展開につながったようで素晴らしいです。今後は、新たな健康施策により、参加者や事業所全体などが改善していくのか、しっかりと評価を続けていきましょう。

　後藤さん、たいへんお疲れさまでした。後藤さんだけでなく、「職場のデータはいっぱいあるけれど、どう分析すべきかわからない」という声は多く聞かれます。肌で感じた疑問を、記述疫学の視点で丁寧に分析することで、どんな職場なのか、何が課題なのか、明確になります。それが会社の理解やよりよい職域ヘルスプロモーションにつながると思います。

日本産業衛生学会／日本産業ストレス学会

初めての学会参加

　私が初めて学会に参加したのは、2012年に名古屋市にて開催された第85回日本産業衛生学会でした。学会の雰囲気を少しでも多く感じたいと、興味のある発表演題を事前にリスト化し、開始時間を調べ、何時にどこの会場へ行くのか、綿密にスケジュールを立てるほどワクワクしていたのを覚えています。当時、保健師免許を取って日が浅かった私には、発表への質問はできませんでしたが、会場の雰囲気を味わい、さまざまな発表に触れる時間はたいへん刺激的な経験でした。

学会での学び方

　学会では参加者が効率よく発表を聞けるように、発表分野ごとに会場やポスターの掲示場所が分かれていますが、とても全てを聞くことはできません。職場での業務に直結する発表や興味のある発表が行われる会場に行くのですが、同時刻に別会場で興味のある発表が重なっていたときは、同僚の保健師と相談して別々の発表を聞き、職場に戻ってからその情報を共有しました。

　2012年当時の私は、事業所内の喫煙対策を進めるにあたり、強制的に禁煙を進めるのではなく、喫煙者が気軽に参加できる支援体制を作りたいと考えていましたが、良い案が浮かばずにいました。そのような時に参加した学会で、「実際の発表を聞いていない同僚に内容を伝える」という使命が加わり、発表を聞く姿勢に一段と熱が入りました。後日、同僚と情報共有を行う際に発生するディスカッションによってさまざまな気付きや学びを得られ、そこから新たな支援案が創出されたことで、情報収集以上の学習効果を感じました。

学会参加や発表を通じて

　どんな発表形式でも、目の前に大勢の人がいると緊張してしまいますが、集まってくれている方々は少なからず発表内容に興味を持ってくださっているので、「最終的に何を伝えたいか」を明確にして発表を終えるように心がけています。

　思い出に残っている発表の一つは、2017年に地元の静岡県で行われた第25回日本産業ストレス学会のワークショップでのことです。産業保健看護職だけでなく、産業医の先生や心理職の方からも質問をいただき私の拙い発表でも役割を超えて誰かに届くということを実感することができました。

　発表をまとめる過程においては、これまでの活動内容を振り返り、課題や改善点を考察する必要がありますが、日々の業務中に深掘りができていない、PDCAサイクルのA（対策・改善）が行える時間となるため、産業保健看護職として働く上で貴重な時間を持つことができていると感じます。決して楽なことではありませんが、発表に向けた準備も含めて成長するための時間となりますし、働く人々に貢献するみなさんに職場の枠を超えて出会えたことが、私の産業保健活動の心の拠り所となっています。

高橋 一矩

2 健康診断データの有所見率を掘り下げた当工場の健康課題の把握

知原 陽子

帝京大学産業保健高度専門職大学院プログラム
大学の看護学科を卒業後、大学病院で看護師業務を経験し、その後は金融、製造業の企業で保健師として産業保健業務に携わる。

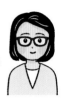

このケースで勉強になるポイント！

1 事業所の健診結果の特徴を明らかにするため、さまざまなデータと比較

2 性別や年代などで分けた解析を行うことのメリットとデメリット

3 保健活動のサイクルの「現状の評価」はこの段階であること

▎データを活用した当工場の健康課題の把握

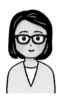

> 健診データのまとめは、このやり方でよいのでしょうか？
> もっと適切な見せ方があるのではないでしょうか？

　私は企業勤務の保健師として、定期健康診断結果のまとめについて、総合判定の内訳と割合、法令項目その他の有所見率、生活習慣病に関する主要検査項目の経年変化、喫煙率、アルコール摂取頻度、セクション別のデータ、考察などを衛生委員会で報告しています。円グラフや折れ線グラフ、棒グラフなどのグラフを用いて見やすい資料の作成を心掛けています。セクション別のデータでは、男女別受診者数、平均年齢、喫煙率、アルコール摂取頻度を出しています。セクションごとに男女の比率が異なるので、喫煙率やアルコール摂取頻度については単純な比較はできないことを説明し、参考までの情報として提示しています。

　健康診断結果を分析して集団の傾向や課題を把握することは、社員の健康管理を充実させていく上で重要な作業であると考えます。ですが、健診データのまとめを行いながら、このやり方でよいのか？ もっと適切な見せ方があるのではないか？と思いながら作業をしているのも事実です。今回、相談の機会を得て、アドバイスをいただきながら健診データのまとめにおいてもスキルアップしたいと思いました。

健康診断データの有所見率の分析と考察

　定期健康診断の有所見率については、健診機関からフィードバックされる集計表から有所見者数を集計し、有所見率を報告しています（法令項目、そのいずれかに所見のある者の割合）。その他、肥満、腹囲、尿酸の有所見率も出しています。肥満はBMI 25以上、腹囲は男性85cm以上女性90cm以上、尿酸値も健診機関のC判定（経過観察）以上といったように基準を合わせて有所見者を抽出しています。これは健診機関も同じですので、同じ基準で経年変化を見ることができます。

　法令項目およびそのいずれかに所見がある者の割合は、肝機能についてはほぼ同様ですが、全ての項目において当工場の結果が厚生労働省の定期健康診断結果報告（以下、定健結果報告）よりも良い結果となっています。社員の健康診断受診に対する姿勢や、健診後の看護職面談への協力の度合いからも、社員の健康に対する意識が高いことがうかがえます。これは、当社の健康管理体制が整備されている恩恵によるものが大きいのではないかと感じています。二次検査までしっかりフォローする体制があり、各事業所に看護職が配置され、社員に寄り添いながら細やかな対応を行っています。

当工場の値の評価方法と悩み

　当工場の値を評価する上で、経年変化だけでなく、全国平均など他のデータとも比較したい！ ☞ Step1-2 p.16-

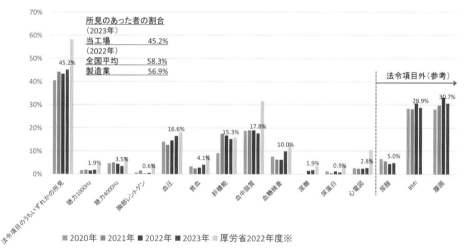

所見のあった者の割合
（2023年）
当工場　　　 45.2%
（2022年）
全国平均　　 58.3%
製造業　　　 56.9%

■ 2020年 ■ 2021年 ■ 2022年 ■ 2023年 ■ 厚労省2022年度※

※厚生労働省2022年度「定期健康診断結果報告」

図1 当工場の有所見率の経年変化と全国値などとの比較（その1）

　図1は濃いピンクが2023年の当工場のデータを、左の青3本が過去3年分の当工場のデータを、右が2022年度の全国値を示しています。当工場の経年変化を捉えながら全国値とも比較しています。

現状は、法令項目、そのいずれかに所見のある者の割合を、前年度の定健結果報告と比較する形で報告しています（図1）。全体の有所見率はその定健結果報告の製造業の平均とも比較をしています。ですが、そもそも健診機関や事業所において、有所見の定義が曖昧で有所見率の出し方がそろっていないので、基準を同一のものとして比較することができていませんでした。衛生委員会では、今年度の定期健康診断結果の報告を行い、「基準がそろっていないけれど、大きくずれることはないと考えられるので、当工場は全国平均より良い結果と言えると思う」と伝えました。

当工場の値を評価する上で、経年変化だけでなく、全国平均など他のデータとも比較したいのですが、定健結果報告の他に何か比較をする指標があるかを知りたいところでした。厚生労働省のNDB（レセプト情報・特定健診等情報データベース）オープンデータは特定健診のデータになりますので、当工場の40歳以上のデータのみを抽出して比較することになると思います。若い世代のデータも活用したいなら、どのような方法があるのか教わりたいと思いました。また、この有所見率から、さらに課題を発見したり、介入につなげることができる分析ができたらと思いますが、次のステップとしてどのように進めるのがよいのかもアドバイスをいただきたいと考えました。

Step 2

比較する指標と層化について専門家からのアドバイス

国民健康・栄養調査を活用することで日本国民全体と比較してどうなのかという特徴をつかむことができます！
　すでに定期健康診断結果報告やNDBオープンデータ ☞ Step1-2 p.16- との比較を実施・検討されているのは素晴らしいですね。データは何かと比較することで「良い」「悪い」といったような評価ができますので、目的や利用可能なデータの特徴などを踏まえて、比較するデータを選ぶとよいと思います。

この段階で利用されていなかったデータとしては、国民健康・栄養調査があります。この調査は厚生労働省により実施されているもので、「国民の身体の状況、栄養摂取量及び生活習慣の状況を明らかにし、国民の健康の増進の総合的な推進を図るための基礎資料を得ることを目的として、毎年実施するもの」[1]とされています。対象は日本全国からランダムに選ばれた1歳以上の人となるため、つまり、日本国民を代表するデータになります。働いていない人も含まれる点は考慮が必要ですが、このデータを活用することで、日本国民全体と比較してどうなのかという特徴をつかむことができます。

また、国民健康・栄養調査のデータは、性別・年代別に示されていますので、自社データについても性と年代を分けて分析する必要があります。このような要因別に分けて分析することを「層化」と呼びます。☞ Step3-7 p.136- 層化は分けた要因ごとに比較できるため、この場合は性や年代の偏りによる影響を取り除くことができます。ただし、データを切り分けることになるため、切り分ける数が多くなればなるほど各要因に該当

する人数が減ります。そのため、データの解釈の際には、その要因に何人が該当するのかも併せて確認しておくことが重要です。

肥満の有所見率を層化で分析

BMIを健康・栄養調査とで比較した場合、当工場のBMI 25以上の割合が28.9%であったのに対し、健康・栄養調査の割合は26.3%でした。肥満においては健康・栄養調査よりも全体の有所見率が高いという結果でしたので、金森先生からのアドバイスを参考に、男性年代別でデータを出してみました（図2）。

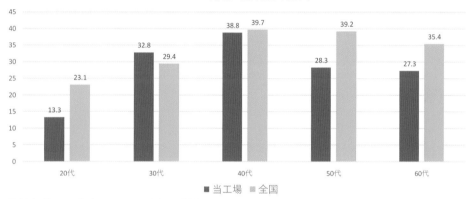

男性全体の肥満（BMI 25以上）の割合

当工場　31.3%

全国※　31.8%

※令和元年国民健康・栄養調査報告より

図2 当工場の男性の年代別肥満者割合と全国値との比較

当工場において、肥満該当者のうち、男性が82.8%、女性が17.2%でした。女性は少ない割合でしたので、男性のみ年代別に分析を行いました。男性の年代別に見た肥満の有所見率は、30代のみ工場が健康・栄養調査を上回り、40代は若干健康・栄養調査が工場を上回り、それ以外の年代については、当工場は健康・栄養調査よりも良い結果となっていました。

図2は青が当工場の男性別のデータを、黄緑が全国値を示しています。肥満の全体の有所見率では、健康・栄養調査よりも当工場のほうが高くなっていたにも関わらず、男性年代別に見ると30代以外は健康・栄養調査よりも工場のほうが良い結果となっていました。これは、健康・栄養調査の調査集団よりも当工場のほうが男性の構成割合が大きいことが考えられます。30代男性が多いことによる影響もあるかもしれません。

肝機能の有所見率は2021年に上昇し、その年は前年の定健結果報告よりも高い値となりました。その後少しずつ減少傾向にあり、今年度はほんの少し前年の定健結果報告

を下回りましたが、全ての法令項目が定健結果報告よりも良い結果にある中で、肝機能はほぼ同様の値となっております。データの推移を注視している検査項目になります。肝機能に所見がある社員は、肥満があったり、前年からの体重増加が大きい社員に多いと感じています。アルコール摂取過多のほか、脂肪肝による影響も大きいと考えています。社員の健診結果を確認する中で、肝機能の有所見者は30代も多くいる印象があり、肥満者の割合が全国と比べて高い結果にもうなずくことができます。

　30代は就職してからの運動不足、遅い時間の食事、変則勤務での食生活の乱れ、ストレスによる過食、飲酒を続けてきたことなどによる体重増加が、健康診断の数値として表れてくるのかもしれません。特定保健指導の対象にはなりませんが、それが控えている年代として、健診後面談などを通じて情報提供などの働きかけを行うことに価値のある年代であると考えます。40代は健康・栄養調査とほぼ同様の結果ではありますが、年代としては健康・栄養調査および工場ともに最も肥満の割合が多いという特性のある年代です。肥満の予防や改善につなげていけるような情報提供や関わりが有効であることがうかがえます。雇用の高齢化が進む中で、50代・60代の健康の保持増進のためにも、30代・40代への介入の効果は大きいと思っています。

実施後の感想

　ヒントをもらい、年代別・男女別の視点でデータを出すことで、新しい発見がありました。年代別にどのような課題があるのか、どの年代に関わることがより効果的であるのかも見えてきたように思います。肥満について、当工場の全体の有所見率では全国平均より高いけれど、男性年代別で見ると全国平均よりも全体的に低く、一部の年代では全国よりも高かったというストーリーで衛生委員会でもお話しできたらよかったと思っています。

　喫煙率についても、今までは当工場の男女別喫煙率を、全国の喫煙率および当社グループ全体の喫煙率とで比較しているだけでしたが、今回男女別年代別でデータを出し、当工場とグループ全体とで比較してみました。想像していなかった傾向がわかり、新しい知見を得ることができました。社員への関わりの中で活用していきたいと思います。

　データ分析は正直いって得意ではありません。ですが今回、一歩踏み込んだ分析を行ったことで、このデータを使ってこのグラフで表してみたいといった案も浮かび、失敗もありますが、楽しさも感じることができました。今後も、データ、グラフ……と堅いイメージにとらわれず、楽しみながら健診データのまとめを行っていければと思っています。

さらなる発展に向けた専門家からのアドバイス

　国民健康・栄養調査のデータを活用し、層化をして比較したことで、担当されている工場の特徴について新たな気づきがあったようでよかったです。この段階は、保健活動のサイクルでいうと「現状の評価」にあたります。☞ Step1-2 p.16- 健康課題を見つけ、どの課題を解決するのか優先順位をつけるところになります。次は、どのような要因がその健康課題を引き起こしているのかを明らかにする段階に移っていきましょう。

　定期健康診断のデータを集計・分析し、図表を用いて当該企業の健康状態を可視化することは、あらゆる産業保健活動の礎であります。ぜひ継続してほしいです。第三者評価として、二次健診の受診率を示すことも重要であり、肥満については、男女別の年齢調整有所見率 ☞ Step3-7 p.136- を算出したほうが正確でしょう。また、解決したいさまざまな健康課題のうち、「先易後難」（簡単な問題は先に難しい問題後に）をお勧めします。

参考文献
1）　厚生労働省. 国民健康・栄養調査：調査の概要.
　　https://www.mhlw.go.jp/toukei/itiran/gaiyo/k-eisei_2.html#mokuteki

②

健康診断データの有所見率を掘り下げた当工場の健康課題の把握

3 職場環境改善の 実施状況把握を目的とした アンケート調査

帰山 晶子

日野自動車株式会社 こころとからだの健康推進センター・日野 保健師
他職種での社会人経験を経て看護系大学を卒業。大学病院での勤務の後、行政にて地域保健業務を経験。成人保健領域や市役所職員の健康管理に携わる業務に就いていたことから産業保健分野に興味を持ち、企業の健康管理部門に転職。現在、帝京大学産業保健プログラムで学びながら勤務している。

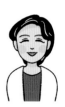

このケースで勉強になるポイント!

1 アンケート調査の項目の選定方法

2 既存のアンケート調査の項目をもとに、自社で活用する際の注意点

3 「できない理由」だけでなく「どうしたらできるのか」という視点も考慮

データを活用して明らかにしたかったこと

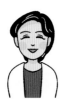

> 集団分析結果を活用した職場環境改善に向けた取り組みについて、その現状把握を行うためのアンケートを行うことになりましたが、どのように作成すればいいのでしょうか？ ☞ **Step3-5 p.128-**

労働者のメンタルヘルス不調を未然に防止するために、労働安全衛生法が改正され、2015年にストレスチェック制度が導入されました。ストレスチェック制度は、「労働者のストレスの程度を把握し、労働者自身のストレスへの気づきを促すとともに、職場環境改善につなげ、働きやすい職場づくりを進めることによって、労働者がメンタルヘルス不調となることを未然に防止する一次予防」を主な目的としています[1]。

当社では、ストレスチェック制度導入以降、従業員に対するストレスチェックの実施および高ストレス者に対して医師・産業保健職による面談を実施するとともに、管理監督者に対する各部署の集団分析結果のフィードバックを毎年行っています。しかしながら、それ以降の集団分析を活用した取り組みについては、努力義務であることから各部署に一任されており、全社での取り組みとなっていませんでした。そこで今回、各部署における集団分析結果を活用した職場環境改善に向けた取り組みについて、まずはその現状把握を行うため、アンケートによる調査を行うことになりました。その際のアンケートをどのように作成すればよいのか、手探りの状態でした。

Step 2

わからないから教えてもらおう！ データ活用の疑問をスッキリ解決事例10

対象職場の概要と使用するデータ

当社は従業員約 17,000 人（男女比はおよそ 9：1、派遣社員を含む）が働く自動車製造会社です。部署は主に製造系、開発系、事務系部署に分かれており、今回は本社と 4 つの工場を含む事業場の部課長クラスの管理監督者を対象とした調査を行いました。構成は「Ⅰ 部署の属性」「Ⅱ ストレスチェックの集団分析の活用状況について」「Ⅲ 職場環境改善の実施状況について」の 3 つのパートに分け、web 調査フォームを用いてアンケート調査を実施しました。

相談・アドバイスを受ける前に実施したこと

アンケートを作成するにあたり、厚生労働省より 2022 年に出された「ストレスチェック制度の効果的な実施と活用に向けて」[1] の元の調査資料となる「ストレスチェック制度の効果検証に係る調査事業報告書」[2] を参考にしました。厚労省においても、ストレスチェック制度の実施状況について、その詳細な内容や具体的な効果について大規模な調査や検証がなされていないとして、2021 年度に全国の事業場を対象として調査が行われています。同調査は「文献調査」「アンケート調査」「ヒアリング調査」の 3 つの調査から成り、今回は「アンケート調査」より実際に用いられた質問票から、当社での調査に合うよう項目を抜粋し、専門家のアドバイスを受けながら作成を進めました。

専門家からのアドバイス

> アンケート調査の質問項目を考えるのは、そんなに難しいことではないと考える方も多いようですが、じっくり考えると、かなり難易度の高いところでもあります。いきなり高度なところを目指す必要はありませんが、以下のようなポイントを押さえておくとよいでしょう。
> ① 既存の調査や先行研究などの結果と比較したい場合は、該当の質問項目を用いる
> ② 測定したい要因を適切に測定できる「尺度」や、既存の調査や先行研究で用いられている質問項目を探し、利用を検討する
> ③ 上記で適切なものが見当たらない場合は、独自に質問を作成する

上記の①や②の場合、基本的には一言一句変えずにそのままの表現を用います。③の独自に質問を作成する場合には、いくつか注意する点があります。今回の調査では、既存の調査項目をベースに利用しつつ、一部の項目をアレンジしたり、独自に作成することになったため、以下の点をお伝えしました。

1）回答者が言葉の意味を理解できるように配慮する

調査対象者が質問文を読んで、皆が同じ内容を読み取れるように一般的な言葉を用います。どうしても専門用語の使用が必要な場合には注釈をつけるようにします。「職場環境改善」という単語を用いることにしたのですが、人によって認識が異なる可能性が

あったため、定義を示すことを提案しました。

2）質問項目は1つのことだけを尋ねる

質問項目の文言を独自で考える際についしがちなのは、1つの問に2つ以上の条件を入れてしまうことです。例えば「集団分析結果を把握し、活用していますか？」というように、1つの質問の中に複数の条件があると「はい」「いいえ」などでは回答できなくなる場合があるため、そのような確認をしたい場合は質問を2つに分けましょう。

3）質問の量・選択項目が多すぎないように努める

今回の調査対象者は多忙な管理職です。質問や選択肢が多すぎると、それだけで回答を拒否されたり、部分的に回答しない無効回答が増えることがあります。特に、質問の数は最小限にとどめましょう。

4）回答者の状況に応じた設計にする

多くの調査は同一方法で行いますが、調査対象者によって知識や経験に差があることを考慮する必要がある場合もあります。例えば、「『ある経験』による影響」を質問したいときは、相手にその経験があるかどうかわからないため、まずその経験の有無を確認し、経験のない人にはそれ以後の質問を打ち切るようにしたり、他の質問をするといった方法があります。

5）ポジティブな問いかけを入れる

今回の調査の中でも、「職場環境改善をしていない（できなかった）理由」を把握して対策を打ちたいというところが重要なポイントになっていました。とはいえ、理由として「ヒト」「モノ」「カネ」「時間」が多数を占めることが予想されます。このような理由は、わかったとしても解決につなげにくいことが多いため、「どうしたら職場環境改善ができるか？」というポジティブな質問を入れてみると、解決策のヒントを得られる可能性があります。

▌アドバイスを受けて実施したこと

1）回答者が言葉の意味を理解できるように配慮する

専門用語集は別途、調査依頼文の文末に記載していましたが、回答者は用語を理解しながら質問項目を読み進めると考えられるため、説明文を簡潔にし、質問項目の真下に注釈をつけるようにしました。

問1　貴部署において、**2022年度以前に、ストレスチェックの集団分析結果を活用した職場環境改善を実施したことがありますか。**（選択は1つ）→実施したことがある方は実施内容をご記入ください

※**職場環境改善とは**：職場の物理的レイアウト、労働時間、作業方法、組織、人間関係などの職場環境を改善することで、労働者のストレスを軽減しメンタルヘルス不調を予防しようとする方法です。

---

1. 実施したことがある（実施内容：　　　　　　　　　　　　　　　　　　　　　　　　　）
2. 実施したことがない

【専門用語は質問項目の下に注釈をつけた】

2) 質問項目は 1 つのことだけを尋ねる

改善前

↓1つの質問に 2 つの質問が入っている

問 1　ストレスチェック結果に基づく集団分析結果を活用した**職場環境改善を実施していますか。または実施したことがありますか。**

1.　実施したことがある　　2.　実施したことがない　　3.　以前、実施したことがある

改善後

問 1　貴部署において、**2022 年度以前に、ストレスチェックの集団分析結果を活用した職場環境改善を実施したことがありますか。**（選択は 1 つ）→実施したことがある方は実施内容をご記入ください。

1.　実施したことがある（実施内容：　　　　　　　　　　　　　　　　　　　　　　　　　　　） 2.　実施したことがない

問 2　貴部署において、**2023 年度ストレスチェックの集団分析結果を活用した職場環境改善を実施していますか。**

1.　実施している 2.　実施していないが、これから実施予定 3.　実施していない、今後も実施の予定はない

【前年度以前と今年度の実施で質問を分けた】

3) 質問の量・選択項目が多すぎないように努める

改善前

問　貴事業場において**テレワークを実施している労働者の割合**をお選びください。
　　（○は 1 つ）

1.　5%未満	2.　5%以上10%未満	3.　10%以上20%未満
4.　20%以上30%未満	5.　30%以上50%未満	6.　40%以上50%未満
7.　50%以上60%未満	8.　60%以上70%未満	9.　70%以上80%未満
10.　80%以上90%未満	11.　90%以上100%未満	12.　100%

改善後

問　貴部署において**テレワークを実施している従業員の割合**をお選びください。
　　（選択は 1 つ）

1.　10%未満	2.　10%以上～30%未満	3.　30%以上～50%未満
4.　50%以上～70%未満	5.　70%以上～90%未満	6.　90%以上～100%

【選択項目の数を減らした】

4）回答者の状況に応じた設計にする

　集団分析の把握・活用、集団分析結果を活用した職場環境改善の実施について、回答者により経験が異なることを想定し、それぞれの人に合わせた回答ができるよう分岐ロジック機能を活用しアンケート入力フォームを作成しました。

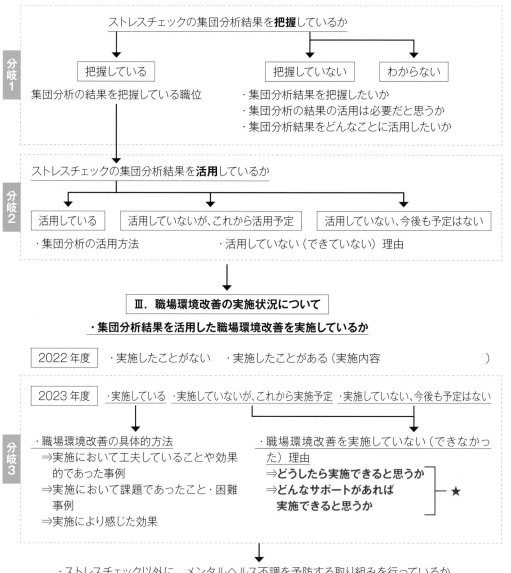

左余白（縦書き）
Step 2

わからないから教えてもらおう！ データ活用の疑問をスッキリ解決事例10

5) ポジティブな問いかけを入れる

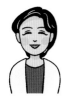

　ポジティブな質問（左図右下★印）を入れることで、できないことばかりに注目するのではなく、各管理職・現場がすでに持っている知恵やノウハウが職場改善にも活かせることをあらためて認識してもらったり、また産業保健スタッフや外部スタッフに対する潜在的なニーズを把握することで対策に活かせることを狙いとしました。

▌アンケート調査のその後

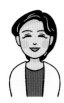

　ポジティブな問いかけを行ったことで、産業保健スタッフに対するニーズを示す回答が出てきて、今後の対策を社内で推進する上での根拠として示していけるのではないかと考えています！

　当初、本調査は初めての試みであったため、筆者が在籍する本社と併設する工場のみでの実施を想定していました。しかし、社内で企画のプレゼンを行い討議を重ねるにつれ、関係者の理解もあり、ストレスチェック後の職場環境改善に向けた意識の向上を図るためにも全社的に調査を実施してもらいたいという声が挙がり、本社と4つの工場を含む全ての事業所の管理監督者を対象として調査を実施することとなりました。

　2週間の回答期間を設け、期間中3回のリマインドを経て実施した結果、対象者634名中543名（回答率85.6%）もの管理監督者に回答してもらうことができました。2024年1月末現在、まだ全ての集計は完了していませんが、ストレスチェックの集団分析結果を活用できていない層が一定数存在することがわかり、「集団分析結果の読み方がわからない」「活用方法がわからない」といった課題があることが明らかになりました。

　事前にいただいたアドバイスに沿って、「どんなサポートがあれば実施できると思うか」というポジティブな問いかけを行ったことで、「（時間やマンパワーが原因で職場改善を実施できていないが）専門家のサポートがあればできる」「部署・現場まかせでは限界がある、外部のサポートが必要」といった、産業保健スタッフに対するニーズを示す回答も多数出ており、今後の対策を社内で推進する上での根拠として示していけるのではないか ☞ Step3-10 p.168- と考えています。また、同項目の質問回答として、「社内の良好改善事例の展開があれば、それを活用し実施できるのではないか」といった意見も多かったため、今後は全体の集計結果をフィードバックしつつ、社内で積極的に職場環境改善を実施し効果が見られた部署に取材を行い、「良好事例集」として社内展開、また安全衛生委員会などでも発表していけたらと考えています。そういった具体策に関する意見を引き出せたのも、「ポジティブな問いかけ」による大きな収穫です。

　さらに、ストレスチェック後の職場環境改善の対策の選択肢の一つとして、当社では未実施であった「従業員参加型職場環境改善プログラム」の実施も検討しており、外部支援チームと連携してモデル部署での実施準備も同時に進めているところです。ストレ

スチェック後の職場環境改善を今後さらに全社的に進めていくためにも、まずはストレスチェック担当者や各事業所の産業看護職らで集団分析結果のフィードバックを強化していくことが当社の課題であると言えます。

実施後の感想

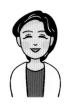

アンケートの作成に至るまで、専門家の先生方をはじめ、社内の関係者にも何度も見てもらい、たくさんの助言をいただきながら作業を進めました。

調査の元となる厚労省の資料はあったものの、それをそのまま用いるわけではなく、忙しい管理監督者でも短時間で負担なく回答をしてもらえることを念頭に置き、調査依頼文（メール本文）の内容も含めて配慮しながら作成しました。

結果として「ほどよい内容でした」「このような調査をしてくださりありがとうございます」など、調査に対して肯定的なコメントを多数いただけたことが嬉しく、安堵しました。また何より、高い回答率から、本調査のテーマに対して管理監督者が強い関心を持っていることがうかがえ、忙しい合間に真摯に回答してもらった思いを無駄にしないよう、しっかりと社内で活用していきたいと強く思いました。

その他、調査開始日まで何十回とプレテストを行ったにも関わらず、実施直後にweb調査フォームの分岐設定が誤っていたことから、回答者より連絡を受けて修正を行うといったトラブルが生じたことなど反省点もありますが、それ以外は大きなクレームを受けることもなく、おおむね良好な実施結果だったのではないかと思います。

Step 2

わからないから教えてもらおう！ データ活用の疑問をスッキリ解決事例10

さらなる発展に向けた専門家からのアドバイス

　アンケートの作成は想像以上に奥が深く、大変だったのではないかと思います。とはいえ、さまざまな努力の成果もあり、回収率の高い調査ができたようでよかったです。次は回答結果の解析により、課題の把握や、その課題の原因・対策の検討、対策の実施などが続いていきます。保健活動のサイクルに準じたステップ ☞ Step1-2 p.16- を踏んでいけるとよさそうです。また、その延長として、例えば次年度以降、同じような調査を行うことでモニタリングとして対策の評価や現状の把握を続けていくこともひとつです。

　アンケートの計画、実施、分析に担当者、実施者、実務従事者が関わり、ポジティブな取り組みを図っている点で素晴らしい取り組みといえます。全社を挙げた職場環境改善や、職場単位での強みを伸ばすためには、集団分析結果をわかりやすく伝えられるように ☞ Step3-11 p.172- ☞ Column06 p.38- ☞ Column11 p.184- コミュニケーションの質と量を工夫していく必要があります。PDCA サイクルの進捗や事業所、部署の実態に合わせて、アンケートの内容を継続的に見直すこともよいでしょう。

参考文献
1) 厚生労働省. ストレスチェック制度の効果的な実施と活用に向けて. 2022.
2) みずほリサーチ＆テクノロジーズ株式会社. ストレスチェック制度の効果検証に係る調査事業報告書. 2022.
3) 石井京子ほか. ナースのための質問紙調査とデータ分析. 第 2 版. 東京, 医学書院, 2002, 193p.

4 COVID-19 の前後で 飲酒習慣が どう変化したか知りたい

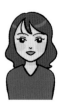

田中 亜希子
全農 総務人事部 給与厚生課 健康サポート室 保健師
病院看護師、クリニック看護師、複数の中小企業の産業保健経験後、一事業所の産業保健師となる。

このケースで
勉強になる
ポイント！

1 研究デザインの考え方

2 生活習慣問診データの定義、順序尺度データの群分け

3 COVID-19（関心ある出来事）前後の変化の捉え方

データを活用して明らかにしたかったこと

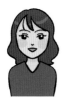

感染症のパンデミックという大きな変化の中で、従業員の飲酒習慣に変化はあったのかしら？

　当組織では、コミュニケーションとしての飲酒文化（飲みニケーション）があり、全国平均に比べて男女共に飲酒量が多い傾向があり（図1、図2）、課題であると感じていました。

　COVID-19 のパンデミックにより、世間では外出自粛などによる自宅での飲酒量増加が懸念される状況がありましたが、保健指導面談では、会食がなくなって飲酒機会もなくなり、体重が減ったというエピソードを複数確認しました。COVID-19 の影響で、従業員の飲酒習慣がどう変化したか、肝機能への影響はあるのかを知りたいと思いました。

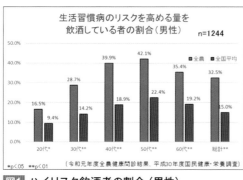

図1 ハイリスク飲酒者の割合（男性）

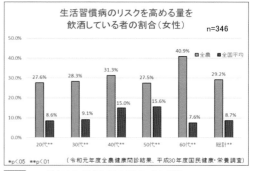

図2 ハイリスク飲酒者の割合（女性）

対象職場の概要と使用するデータ

> 対　象：従業員約 1,900 人のうち、
> 　　　　表に示す 4 つのデータが全て
> 　　　　ある 1,262 人
> 男女比：男性 3：女性 1
> 年　代：20〜70 代

データの種類	年度	n	受診率／回答率	実施時期
健康診断結果	2019 年度	1,847	100%	通年
	2020 年度	1,710	87%	
オリジナル Web 問診結果	2019 年度	1,590	86%	5 月 15 日〜10 月 4 日
	2020 年度	1,765	91%	5 月 12 日〜6 月 11 日

　飲酒習慣は 2 つの設問で確認しました。
①週当たりの飲酒日数：0〜7 日の 8 択
② 1 回当たりの飲酒量：0〜5 合、6 合以上の 7 択
　設問①②を国民健康・栄養調査にある厚生労働省の定義に当てはめ、生活習慣病のリスクを高める量の飲酒（男性純アルコール 40g/ 日以上、女性 20g/ 日以上）をしているか、していないかの 2 群に分類しました。統計ソフトは JMP ☞ **Step3-9 p.154-** を使用しました。

結果のまとめ

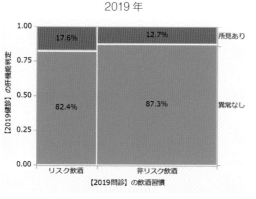
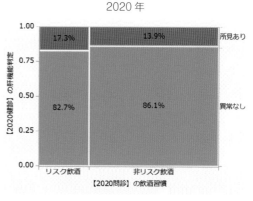

検定	カイ2乗	p値(Prob>ChiSq)
Pearson	4.359	0.0368*

検定	カイ2乗	p値(Prob>ChiSq)
Pearson	1.750	0.1859

図3 2019 年および 2020 年の飲酒習慣別の肝機能の有所見率（男性）

男性の肝機能の有所見率は、リスク飲酒群が非リスク飲酒群より高く、2019年の結果では統計学的な有意差を認めました（図3）。

専門家からのアドバイス

> 何と何を比較したいか、2 × 2 の分割表を作ってみるとよいですね。研究疑問（仮説）を整理することで、土台となる研究デザインを作っていきましょう。統計手法の検討の前に疫学が大切です。

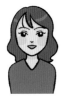

集団として飲酒習慣が全国平均より悪いことまではわかっていたものの、産業保健現場にあふれるたくさんのデータの中で、自分でも何をターゲットにしてどう分析を進めたらいいか、わからなくなっていました。

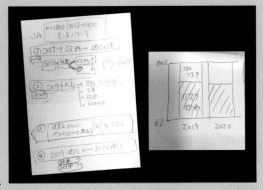

専門家に相談し、繰り返しの対話を通して、概念図やグラフイメージを図式化することで、疑問点や知りたいことを整理することができました。

> 飲酒習慣はどのように分類しましたか？
> 2年間の飲酒習慣の変化を表現するにはどうしたらよいでしょうか？

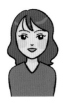

国民健康・栄養調査にある厚生労働省の定義を使用しました。これは健康日本21（第2次）[1] および WHO のガイドライン[2] で規定されている飲酒による生活習慣病などのリスク評価です。生活習慣病のリスクを高める量の飲酒（男性：純アルコール40g/日以上、女性：20g/日以上）をしているか、していないかの2群に分類しました。

また、先行研究で2年分の生活習慣の変化を4区分で分析しているものがあり図4[3]、それを参考に4区分の分類を行いました。

特定保健指導前後の生活習慣の変化と減量

平成23年度生活習慣	平成24年度生活習慣	1回30分以上の軽く汗をかく運動習慣	1日1時間以上の歩行または身体活動	歩行速度	人と比較した食べる速度	就寝前の2時間以内に夕食を摂る習慣	夕食後に間食や夜食を摂る習慣	朝食欠食の習慣	十分な睡眠習慣	喫煙習慣	ハイリスク飲酒習慣
男性											
悪い	悪い	832(30.0)	656(30.9)	556(30.7)	423(30.6)	411(29.6)	74(26.3)	234(29.5)	274(29.3)	635(30.3)	124(27.4)
悪い	良い	218(42.4)	247(37.1)	151(34.5)	150(40.7)	165(33.5)	133(41.8)	87(35.5)	138(33.0)	57(29.7)	68(36.6)
良い	良い	251(34.7)	353(32.5)	589(34.2)	735(32.6)	731(35.3)	1,131(32.4)	1,020(33.0)	842(32.9)	668(34.0)	1,142(32.7)
良い	悪い	94(30.4)	139(31.2)	99(28.4)	87(27.8)	88(23.9)	57(25.3)	54(28.9)	141(34.7)	35(53.0)	61(33.0)
	p	0.027	0.027	0.038	＜0.001	＜0.001	＜0.001	0.142	0.135	＜0.001	0.082

図4 生活習慣の変化と3%以上減量した者の人数・減量達成率　　　（文献3より転載）

4区分とは「リスク飲酒群（悪→悪）」「悪化群（良→悪）」「改善群（悪→良）」「非リスク飲酒群（良→良）」の4つですね。飲酒習慣が悪かったほうが肝機能も悪かったわけですから、この4区分ごとに有所見であるかどうかの「区分変数」ではなく「連続変数」 ☞ Step3-6 p.132- のγGTPを使用し、γGTPの平均値を比較したらどうでしょうか？

2020年度の男性のγGTPの平均値は、リスク飲酒群（63.4）＞悪化群（56.0）＞改善群（42.0）＞非リスク飲酒群（39.4）の順となりました！ 男性は前年に比べ、非リスク飲酒群の悪化とリスク飲酒群の改善する割合に差があり、実数は悪化した人数よりも改善した人数が多かったです（図5）。

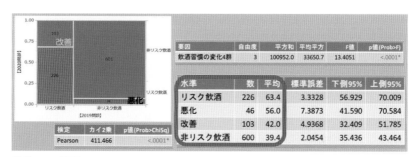

男性n＝976
飲酒習慣の変化別のγGTPの平均値の比較
一元配置分散分析
図5 飲酒習慣の変化（4区分）別のγGTPの平均値（男性）

つまり男性でリスク飲酒が減り、減った人ほど肝機能が良かったということですね！ γGTPはノンパラメトリック（非正規分布）ですので、平均値の比較にはクラスカル－ウォリス検定を使用します。 ☞ Step3-9 p.154-

実施後の感想

　今回の結果から、当組織での COVID-19 後の飲酒習慣は、男性でリスク飲酒が減少し、男女ともに悪化した人数よりも改善した人数が多いということがわかりました。今回の分析のみでは、その原因は明らかではありませんが、個別の聞き取り結果では、会食自粛の影響で、自ら好んで飲酒をしない人の飲酒の機会が減少したことも一因と考えられました。飲酒習慣の良い変化をどう維持していくかが今後の課題です。

　産業保健現場において、データ分析はもちろん大切ですが、現場の従業員の生の声が研究疑問を持つきっかけになったり、問題解決の糸口になることを実感しました。

　今回の分析で初めて統計ソフト JMP  **Step3-9 p.154-** を利用しました。たくさんのデータの集計作業に加え、統計的な検定も一瞬で行うことができ、感動的な使用感でした。自分の統計学的知識が足りていなくても、統計ソフトが分析に合った検定を提示してくれるので、統計の学習にも役立ちました。今後もテクノロジーの力を借りて、現場で役立つ分析を進めていきたいと思います。

データ活用のその後

　臨床疫学ゼミで発表した際に、春山先生から「ある出来事の前後の変化を捉えるのであれば、2 年分のデータではなく、出来事の前の 1 年分のデータを追加して、3 年分のデータで比較してみてはどうでしょうか？」というご意見をいただき、その後も分析を進めました。確かに、3 年分のデータを並べると、COVID-19 前に変化のなかった飲酒習慣が、パンデミック後に男性では有意に減少したということがより明確になりました（**図6**）。この 3 年分のデータ分析を用いて、日本産業衛生学会で初めての口演発表に挑戦することができました[4]。**Step3-12 p.178-** **Column08 p.105-** **Column09 p.106-**

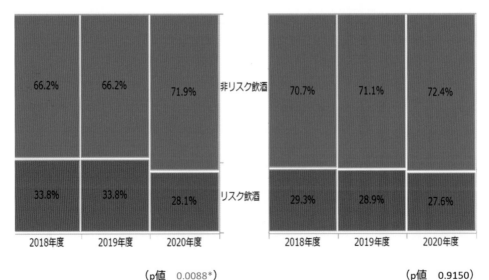

図6 COVID-19 前後の飲酒習慣の変化

さらなる発展に向けた専門家からのアドバイス

　　COVID-19 のパンデミックによる飲酒習慣や、それに伴う肝機能の変化を捉えることができてよかったですね。2021 年度以降の変化や、他の生活習慣についても検討してみるのもひとつですね。基本的には今回と同じ手法を活かせますので、貴重な情報をどんどん発信していただけると嬉しいです。

　　JMP を用いて一瞬で記述疫学の結果が出る様子に、Zoom 越しに田中さんの表情がぱっと明るくなるのが伝わってきて、たいへん嬉しかったことを覚えています。コロナ下の生活習慣の変化は、日本健康教育学会誌 29 巻 2 号 p198〜206 の「ウイズコロナの健康教育・ヘルスプロモーションを考えるワークショップ」も参考になります。

参考文献
1)　厚生科学審議会地域保健健康増進栄養部会 次期国民健康づくり運動プラン策定専門委員会. 健康日本 21（第 2 次）の推進に関する資料. 2012.
2)　World Health Organization. International guide for monitoring alcohol consumption and related harm. 2000.
3)　真殿亜季ほか. 特定保健指導の積極的支援介入前後の生活習慣の変化が減量効果に及ぼす影響. 総合健診. 45（2）, 2018, 374-81.
4)　田中亜希子ほか. COVID-19 の新しい生活様式による飲酒習慣の変化と肝機能への影響. 第 94 回日本産業衛生学会, 2021.

④

COVID-19の前後で飲酒習慣がどう変化したか知りたい

5 仕事のパフォーマンスと生活習慣の関係を分析してみたけれど……?

安倉 沙織
順天堂大学大学院 医学研究科 先端予防医学・健康情報学講座 研究員
産業保健師として製造、運送、IT企業、販売・サービス業などに広く関わる。

> **このケースで勉強になるポイント!**

1 仮説の立て方

2 層化の仕方

3 分析の限界を知る

Step 2

データを活用して明らかにしたかったこと

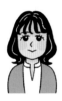

> 良い生活習慣（食事・運動・睡眠など）が多いほど、仕事のパフォーマンスや自覚的な健康状態はアップするのでしょうか?

　あるIT企業で、会社の施策として健康増進やパフォーマンスの向上に取り組みました。食事や運動、睡眠などの生活習慣の改善だけでなく、メンタル面の強化などさまざまな企画を立ち上げ、実施と評価を繰り返してきました。2016年度から開始し、2018年度までの3年間、毎年実施する健診結果の問診を見ると、良い習慣を持つ人の割合は増えてきていましたが、良い習慣が増えると健康になり、パフォーマンスが向上するのか?このまま施策を継続したほうがよいのか?と考えるようになりました。

対象職場の概要と使用するデータ

施策に関するアンケート
　時期：2019年2月の3週間
　様式：オンラインアンケート
　対象：社員全員（3,359人）

　この企業はIT系で、若い社員が多く勢いのある会社です。たくさんの施策を実施する中で、企業としてパフォーマンスと健康の関係性を調べたいというニーズが出てきたため、アンケート調査を実施しました。アンケートは施策を始めて3年後に全社員を対象に実施しています。設問内容は、パフォーマンスや生活習慣（食事・運動・睡眠）、主観的健康感などです。パフォーマンスに関する質問 ☞ Column05 p.36- は東大式1問（病気やケガがないときに発揮

できる仕事の出来を 100％として、過去 4 週間の自身の仕事を評価してもらう）を使用しました。

結　果

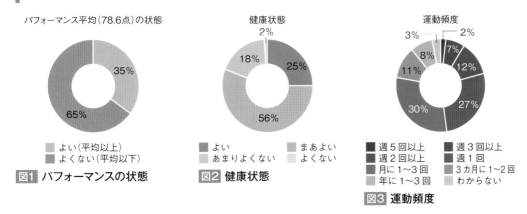

パフォーマンス平均(78.6点)の状態

35%
65%

■ よい（平均以上）
■ よくない（平均以下）

図1 パフォーマンスの状態

健康状態

2%
18%　25%
56%

■ よい　　　　■ まあよい
■ あまりよくない　■ よくない

図2 健康状態

運動頻度

3% 2%
8%　7%
11%　　12%
30%　　27%

■ 週 5 回以上　■ 週 3 回以上
■ 週 2 回以上　■ 週 1 回
■ 月に 1〜3 回　■ 3 カ月に 1〜2 回
■ 年に 1〜3 回　■ わからない

図3 運動頻度

　回答率は 66.2％、有効回答率は 91.7％です。パフォーマンスの平均は 78.6 点でした。健康状態は「まあよい」と答えた方が最も多く、次いで「よい」「あまりよくない」「よくない」の順でした。運動習慣は「月に 1〜3 回」が最も多く、次いで「週 1 回」「週 2 回」という結果となりました（図1、図2、図3）。

専門家からのアドバイス

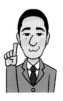

まずは PECO の視点で仮説を考えてみましょう。　Step3-3 p.120-
（P ＝誰に、E ＝何をしたら、C ＝何と比較して、O ＝どんなことが期待できるか）

　PECO の視点で考えると「社員が運動習慣を持つこと、主観的健康感が高いことは、そうでないことと比較してパフォーマンスが高くなることが期待できるか」という文脈になります。

　まずは運動頻度と主観的健康感のそれぞれについて、パフォーマンス平均点を見てみました。運動頻度では、いびつではありますが、おおよそ運動習慣が多いほど、パフォーマンスの平均点が高くなることがわかりました（図4）。主観的健康感でも「よい」と答えた人のほうがパフォーマンスが高くなることがわかりました（図5）。ただし、健康状態の違いによって、運動頻度とパフォーマンスとの関連が異なるのではないかという点が気になりました。

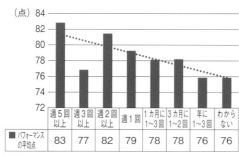

	週5回以上	週3回以上	週2回以上	週1回	1カ月に1〜3回	3カ月に1〜2回	年に1〜3回	わからない
■パフォーマンスの平均点	83	77	82	79	78	78	76	76

図4 運動頻度とパフォーマンスの関係

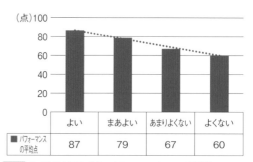

	よい	まあよい	あまりよくない	よくない
■パフォーマンスの平均点	87	79	67	60

図5 主観的健康感とパフォーマンスの関係

> なんとなく関係がありそうに見えますね。主観的健康感は包括的な健康状態を反映す大切な指標になります。気になった点に関しては、図4で見られた傾向が主観的健康感で違いがないか、対象を層ごとに解析する「層化」をしてみましょう。☞ **Step3-7 p.136-**

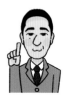

> 4段階で評価した主観的健康感を「よい・まあよい」と「あまりよくない・よくない」の2段階に分けて、それぞれの層で運動頻度とパフォーマンスの高さとの関係を比較検討しました。その結果、主観的健康感が高い人と低い人の層で違いが出ました。

主観的健康感が高い人の層では、運動頻度が高いほどパフォーマンスの平均点は高くなり（**図6**）、主観的健康感が低い人の層ではそれほど差が見られませんでした（**図7**）。つまり「自覚的健康感が高い人には、運動頻度を上げることを勧めることが有効である」ということでしょうか？

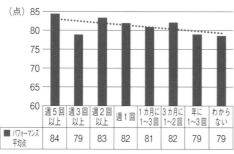

	週5回以上	週3回以上	週2回以上	週1回	1カ月に1〜3回	3カ月に1〜2回	年に1〜3回	わからない
■パフォーマンス平均点	84	79	83	82	81	82	79	79

図6 主観的健康感が高い人における運動頻度とパフォーマンスの関係

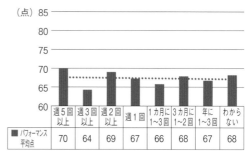

	週5回以上	週3回以上	週2回以上	週1回	1カ月に1〜3回	3カ月に1〜2回	年に1〜3回	わからない
■パフォーマンス平均点	70	64	69	67	66	68	67	68

図7 主観的健康感が低い人における運動頻度とパフォーマンスの関係

このケースの分析の限界

　　分析の限界について知っておくことも重要です。
　　今回の分析では、運動以外の要因が影響している可能性を排除できていません。そして、ある一時点での分析であり、運動頻度を増やすことでパフォーマンスが上がるということまでは断定できません。これを検証する場合は、さらに詳しい分析が必要ですね。
　　また、全社員が回答しているわけではないので、未回答者には結果が当てはまらない可能性があることも覚えておきましょう。

実施後の感想

　今回の結果から、運動頻度とパフォーマンス、主観的健康感とパフォーマンスには何らかの関係がありそうだということがわかりました。また、さらに詳細な分析の方向性を決める手がかりにもなりました。

　今回は、エクセルのピボットテーブルを使用しており、Step3-8 p.140- 特別な分析ソフトを使っていません。分析の視点や方法がわかれば、ある程度の関係性を見ることができるとわかりました。今後は、継続的に変化を追っていき、生活習慣（食事・運動・睡眠など）が改善した人はパフォーマンスも改善するかなど、さらなる分析をしていきたいと思いました。今後も、社員が健康に生き生きと働き、その上で生産性を上げていくためには、どのようなアプローチが効果的か検討していきたいと思います。

さらなる発展に向けた専門家からのアドバイス

　　健康に関わる要因と仕事の生産性に関連する指標との関係を見ることは、産業保健現場において重要な視点ですね。今回の運動頻度とパフォーマンス得点との関連をより正確に検証するには、多変量解析をしたり、さらには縦断研究や介入研究といった研究デザインを設計できるとよいですね。
Step3-2 p.116-　　Step3-7 p.136-

　　経営のゴールは、健康状態の改善だけでなく、従業員と組織のヘルリテラシーや生産性・パフォーマンスの向上だと言われています。そういう意味で、生活習慣や健康状態とパフォーマンスの関連を分析した本報告はとても意義深いものと思います。プレゼンティーズムやワークエンゲージメントとの関連も検討してみると面白いかもしれませんね。Column05 p.36-

⑤

仕事のパフォーマンスと生活習慣の関係を分析してみたけれど……？

6 健康増進プログラムの評価

竹内 理紗

パーソルダイバース株式会社 人事部 人事推進グループ
看護大学卒業後、新潟市で行政保健師として乳幼児健診や妊産婦支援、特定保健指導、健康相談などに対応してきた。現在は産業保健師として、主に健診事後措置、健康相談対応、健康情報の発信や復職者の支援などを行っている。

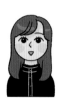

このケースで勉強になるポイント！

1 健康増進プログラムの評価方法の基本

2 仮説の立て方

3 解析対象者数が少ないときの統計手法

データを活用して明らかにしたかったこと

> 今回実施した健康増進プログラムは、社員の BMI 25 以上の割合が高いという健康課題を踏まえて初めて企画し、実行したものです。今回の一回限りではなく、毎年ブラッシュアップしながら効果の出るプログラムにしていきたいという思いから、まずは、このプログラムをさまざまな面から評価し改善点を見つけていく必要があると思い、データ分析を行いました。

データを活用して明らかにしたかったことは、大きく分けて以下の2点です。
①健康プログラムに参加することで変化があったのか
②どのような点が参加者に影響を与えたか

このプログラムの目的は、BMI を下げるということです。健康増進プログラムに参加することで BMI は下がったのか、良い習慣を身につけることができたのか（例えば運動習慣が身につく、食生活が改善するなど）を評価したいと思いました。さらに、今回の健康増進プログラムの特徴である、お互いに励まし合うことや、長期間かけて行うことが、結果にどのように影響を与えたのかを明らかにしたいと考えました。

職場の概要と使用するデータ

　今回の分析で使用したデータは、健康診断結果と、参加者に実施したアンケート結果です。健康診断結果は健康増進プログラムへの参加前後を比較したいので、2年分のデータを使用しました。BMIに着目した健康施策でしたので、身長と体重のデータを使用しました。

　アンケートは、参加者が健康増進プログラムを終了した後に回答依頼を行いました（表1）。また、データ分析結果を社外に発信するにあたり、社内の情報セキュリティ部門に確認を行い、参加者に、使用するデータを個人が特定できない形で使用してよいかの許可を得るというステップを踏みました。

専門家からのアドバイス

　産業保健の現場では、何らかの健康増進プログラムを実施することは多いかと思いますが、それをきちんと評価しようとする姿勢はとても素晴らしいと思いました。ただし、アドバイスを依頼したのはプログラムが終わった時点でしたが、プログラムを計画する段階で、評価についても計画しておけると理想的です。👉 **Step1-2 p.16-** その理由は、後になって「プログラムを始める前に、あのデータを取っておきたかった」と思っても、取り返しがつかないからです。

　プログラムの目的に対する評価においては、仮説を検討すると、どのような研究デザインを選択するとよいのかをクリアにすることができます。仮説を考える際には、PICOと呼ばれるPatient（対象者）、Intervention（介入）、Comparison（比較）、Outcome（結果）の4つの視点を記述する必要があります。👉 **Step3-3 p.120-**

　また、統計手法は、アウトカムに連続変数であるBMIを用い、かつ、BMI 25以上の社員のみが対象となることから、BMIは非正規分布になることが想定されるため、ウィルコクソンの符号付順位検定が適しています。👉 **Step3-6 p.132-** 👉 **Step3-8 p.140-** 運動の有無などの2値変数の変化を評価する場合はマクネマー検定を用いますが、今回は人数が7人と少ないことから、フィッシャーの正確確率検定を用います。

アドバイスを受けて実施したこと

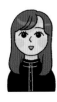

　まずは、研究仮説について、PICOを参考に設定し、その上で「①健康増進プログラムに参加することで変化があったのか」について仮説を立てるところから始めました。

表1 実際に行ったアンケートの内容

	設　問	選択肢
1	初回に自身で設定した目標は達成できましたか	1：達成できなかった 2：ほとんど達成できなかった 3：おおむね達成できた 4：達成できた
2	1の設問を選択した理由として関連するものを選択ください （複数選択可）	・メンバー同士で励まし合うこと ・保健師からの情報提供 ・プログラムの開催期間（半年間） ・プログラムの開催頻度（月1回） ・設定した目標のレベル ・設定した目標の内容 ・自身の気持ちややる気 ・その他
3	2の設問について具体的に記載ください 「その他」を選択された方は詳細を記載ください 例）お互いに励まし合う機会があることで目標が達成できた 　　月1回の集まりではモチベーションが維持できなかった	自由記載
4	参加メンバー同士での近況共有についてはいかがでしたか	1：満足できなかった 2：あまり満足できなかった 3：おおむね満足できた 4：満足できた
5	4の設問の理由をお聞かせください	自由記載
6	保健師からの情報提供についてはいかがでしたか	1：満足できなかった 2：あまり満足できなかった 3：おおむね満足できた 4：満足できた
7	6の設問の理由をお聞かせください	自由記載
8	半年間、毎月1回の取り組みでしたが、プログラム期間や頻度についてはいかがでしたか	1：満足できなかった 2：あまり満足できなかった 3：おおむね満足できた 4：満足できた
9	8の設問の理由をお聞かせください	自由記載
10	健康プログラムに参加しての全体的な満足度はいかがですか	1：満足できなかった 2：あまり満足できなかった 3：おおむね満足できた 4：満足できた
11	健康プログラムに対してのご意見、ご感想などございましたら記載ください	自由記載

Step 2

わからないから教えてもらおう！ データ活用の疑問をスッキリ解決 事例10

リサーチクエスチョン：健康プログラムに参加することで、BMIの値が低くなるのでは？

P（対象者）：BMI 25以上の社員

I（介入）：健康プログラムへの参加

C（比較）：健康プログラムの参加前と比較して

O（結果）：参加後のBMIの値が低くなる

研究仮説：健康プログラムに参加した人は、非参加者と比較して、BMIの値が低くなる

①健康プログラムに参加することで変化があったのか

・帰無仮説：参加前と参加後のBMIの平均値に差がない

・対立仮説：参加前と参加後のBMIの平均値に差がある

・有意水準：$\alpha = 0.05$

　使用したのは「ウィルコクソンの符号付順位検定」です。今回、集まったデータは7人分（データが得られ、データ活用に同意を得られた人）とデータ数が少なく、2群の平均値の差の比較と、また同じ集団で測定するため、この検定を選択しました。実際の検定にあたっては、専門書[1]を参考にエクセルを利用して分析を行いました。分析の結果、p値 > 0.05のため、帰無仮説は棄却されず、対立仮説が正しいとは言えない（参加前後で平均値に差があるとは言えない）という結果となりました。

　次に、参加前後での生活習慣について分析を行いました。使用したのは「フィッシャーの正確確率検定」です。今回は、同じ集団で測定し、2×2分割表を使ったので、この検定を選択しました。こちらも専門書[1]を参考に、まずは表2のように2×2表を作成し、エクセルを利用して分析を行いました。分析の結果、いずれもp値 > 0.05のため、帰無仮説は棄却されず、対立仮説が正しいとは言えない（参加前後で差があるとは言えない）という結果となりました。

表2 健康プログラム参加前後での運動の実施の有無

		参加後	
		はい	いいえ
参加前	はい	2	0
	いいえ	1	4

②どのような点が結果に影響を与えたか

　この点については、参加者によるアンケートの結果を集計して明らかにしました。各自の目標達成には、「メンバー同士の励まし」「保健師からの情報提供」「自分の気持ちややる気」が影響を与えていたことがわかりました。反対に、自分に合った目標が立てられなかったことが、達成できなかったことの理由として挙げられていました。さらに、参加メンバー同士での近況共有は満足度が高い人が多く、仲間がいるという安心感や、周囲からの刺激や情報提供が関連していることがわかりました。

┃ データ活用のその後

　今回のデータ分析によって、健康増進プログラムの効果や課題を明らかにすることができました。プログラム第2弾の計画を策定中ですが、参加者の満足度を上げる、効果が出る健康増進プログラムにしていくために、今回の結果を踏まえ、目標設定の段階から保健師がフォローしていくこと、不参加時のフォロー体制を整えること、そして、疑問や困りの解消のために知識を得やすい環境を整えていくことを検討していきたいと考

えています。

さらに、健康施策の評価にあたっては、今回の分析では有意差は出ませんでしたが、人数が少なかったことも関連していると考えられます。参加者のデータを積み上げていき、分析を続けながら、健康増進プログラムをブラッシュアップしていきたいと思っています。

実施後の感想

客観的なデータを用いてのデータ分析は、次のより良いプログラムにつなげていくためのヒントとして、納得感のあるものを得られたと思っています。そして、高価な分析ソフトを使わなくても、エクセルでも分析できることも学ぶことができ、データ分析のハードルが下がりました。今後に生かしていきたいと思っています。

また、分析の過程や結果については、臨床疫学ゼミで発表させていただきましたが、先生や先輩方より、評価の視点や、より良い施策にしていくためのアドバイス、質問をいただき、気づきを得ることができ、大きな学びを得ることができました。

さらなる発展に向けた専門家からのアドバイス

今回のケースのように人数が少ない場合は、よほど効果があった場合でないと、統計学的には有意な結果は出にくくなります。とはいえ、仮説の立て方や統計手法の選び方や検定方法を学べたので、今後、似たような評価を行う際にはとても参考になると思います。プログラムの参加人数を増やしたり、別のプログラムの評価などに応用してみてください。

ゼミ当日は「有意差が出ないとき、どうする？」と竹野内豊さんの CM のようなスライドで発表後のリフレクションをしましたが（笑）、「良い子はマネ厳禁」と断りながら、データを擬似的に 5 倍して n = 35 で検定を行うと有意差が出ることを実演しました。サンプルサイズは事前に計算できますし（検出力分析）、有意差ではなく健康増進プログラムの効果量（問題差、effect size）に注目する手法もあります。

参考文献
1）内田治. Excel によるアンケート分析. 東京, 東京図書, 2020, 232.

Step 2

わからないから教えてもらおう！ データ活用の疑問をスッキリ解決事例10

日本産業看護学会

　私が産業看護職となって最初に入った学会、そして初めて参加した学会が日本産業看護学会です。日本産業看護学会は、学問としての産業看護学の発展と、高度な実践能力・実践方法の開発を目指す学会です。会員は現場の産業看護職だけでなく、教育機関に所属する教員も多く、実践と学術の両方から産業看護の発展に寄与すべく活動を行っています。

　学会参加の方法は、現地参加だけでなくリアルタイムでのライブ配信や、後から視聴可能なオンデマンド配信などで、距離や時間を問わず参加しやすくなりました。そうした中で、私が可能な範囲で現地参加をしているのは、現地参加ならではの醍醐味があるからです。それは対面による参加者との交流です。本稿では現地参加での交流がその後の産業看護活動につながった体験を2つお伝えします。

縁が未来への活動につながる

　1つ目は名刺交換でのご縁です。学会では名刺交換がコミュニケーションの一つです。座席が隣になった人と名刺交換を行い、学会参加の理由や自己紹介など話をすることもあります。あるとき隣に座ったのは、大学の看護学部の教員の方でした。そのときのご縁をきっかけに、職場で看護学生の実習を受け入れることになりました。未来の看護職育成に携わり、自分の日々の産業看護活動についても見直す貴重な機会となりました。

　2つ目は、感想を伝えたことでのご縁です。シンポジウムの終了後、感想を伝えるために座長のところへ行きました。座長は日本産業看護学会の広報委員会委員長を務めており、このことをきっかけに広報委員会へお誘いいただいたのです。産業看護職として年数の浅い自分が学会の委員会に入ることなど想像もしていませんでした。しかし、学会の運営などに関わってみたいと考えていたので、「チャンスだ」と思い、参加することにしました。そして現在、広報委員として活動しています。

　学会は最新の知識や知見に触れる場であり、新たな出会いやつながりを作る場でもあります。一歩踏み出すことで自分の世界も広がります。学会参加は不安、緊張するという方は、どうぞ会場にいる私にお声がけください！ 学会参加を楽しむコツをお伝えします。

髙見澤 友美

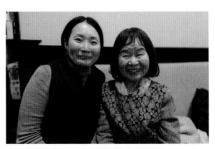

日本産業看護学会理事長の河野啓子先生と

7 健康づくりモデル職場の評価

瀧澤 まゆみ

日野自動車株式会社 こころとからだの健康推進センター・羽村 保健師
工場で働く人に自分の健康や健診結果にもっと興味を持ってもらい、楽しみながら続けられるような健康づくり活動を計画したいと思っている。統計は苦手で、勉強するのは学生のとき以来。

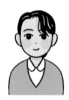

このケースで勉強になるポイント！

1 資料の基本的な構成について

2 尺度の正しい使い方

3 有意差が出ないときの評価の仕方

データを活用して明らかにしたかったこと

> 事業所内で「健康づくりモデル職場」を作ってみたけれど、効果があったのかしら？ どうやって評価すればいいのでしょうか？

　人員は3,000名規模、ライン作業者がその多くを占める工場で、健康づくり活動や健康意識の改革を行うことは容易ではないと考え、まずは事業所の一つの部署を「健康づくりモデル職場」として、半年間の健康づくり活動を実施しました。モデル職場へのフィードバックと、工場全体への展開のため、活動の評価を行いました。

　前年度からの定期健康診断結果の変化、活動前後の健康意識調査の変化を比較したところ、改善が見られた項目もありましたが、自信を持って「効果があった」と言うことができませんでした。適切な評価の方法を知り、工場の安全衛生委員会で、皆の心に響くような報告をしたいと思いました。

対象職場の概要と使用するデータ

対象：モデル職場の従業員 497 人
比較：他部署の従業員 2,881 人
使用するデータ：
　定期健康診断結果（2022 年度、2023 年度）
　健康意識調査結果（取り組み前、取り組み後）
目標：BMI 25 以上の人は体重減
　　　BMI 25 未満の人は維持

```
         事業所
         3,378 人
      ┌──────┴──────┐
  モデル職場       他部署
   497 人         2,881 人
```

　モデル職場となった部署は、定期健康診断有所見者、特定保健指導対象者が多く、健診結果を改善したいという強い思いを持っていました。職場に体重計と血圧計を設置して定期的な測定を呼びかけ、健康意識を高められる環境づくりを目指しました。健康コーナー作りはモデル職場のメンバーが行い、オリジナルの健康情報、測定表、メンバーの減量チャレンジ事例の掲示等、職場が主体となった積極的な活動となりました。出張健康相談会も行い、定期健康診断結果の改善を目指しました。

職場のリーダーを決定
事務局と一緒に衛生会議を開催し
職場のニーズを聞きながら
活動内容の詳細を決定

リーダーはこんな人

部のまとめ役　　　　　健康意識が高い

仲間からの　　　　　仲間の健康を
信頼が厚い　　　　　強く願う

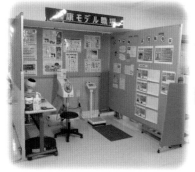

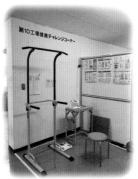

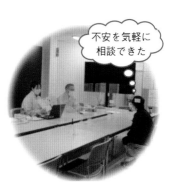

不安を気軽に
相談できた

手作りの健康コーナーで
血圧・体重測定を推進
職場の仲間の減量体験も紹介

職場の休憩所や会議室での
健康相談会

図1 「健康づくりモデル職場」の様子

結果のまとめ

　健診結果のうち、BMI 25 以上の比率を比較しました。モデル職場では、2022 年に比べて 2023 年は減少していましたが、他部署では増加していました。BMI、体重の変化以外にも、受診勧奨対象者や特定保健指導対象者数が減り、血圧や HbA1c のハイリスク者数も減りました。健康意識調査では、活動前の結果に比べ、平均点が上がっている項目、下がっている項目の両方がありました。10 項目の点数を合計すると、活動後のほうがやや高くなっていました。

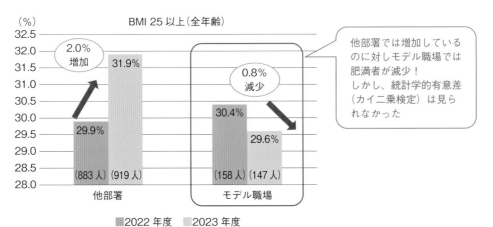

図2 モデル職場と他部署における介入前後の肥満者の変化

専門家からのアドバイス

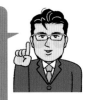

　健康づくりモデル職場、素晴らしい活動ですね！　でも瀧澤さんのスライドはなぜ他部署から図示されているのでしょう？　資料の基本的な構成を修正しましょう。図表に統一感を持たせて、モデル職場→他部署の順番がわかりやすいです。また、全国平均との比較　👉 Step1-2 p.16-　があったほうがわかりやすいです。

　グラフの並びや箇条書きの順番を揃えました。特定保健指導の対象者率などは、対照群の数値も示し、比較できるようにしました。

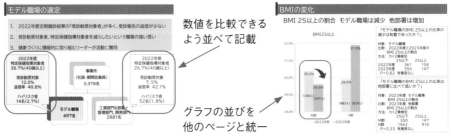

図3 専門家からのアドバイス後に修正した衛生委員会の報告資料

Step **2**

わからないから教えてもらおう！ データ活用の疑問をスッキリ解決事例10

それから瀧澤さん、先ほど健康意識調査でアンケート（主観的健康感やヘルスリテラシーなど）を合計して前後比較したとおっしゃっていましたが、エビデンスのある尺度は勝手に合計したり、個別に使ってはいけませんよ。主観的健康感は1問、石川ひろの先生のヘルスリテラシーは5問、などと正しい尺度の使い方 Step3-5 p.128- で比較を行ってください。

健康意識調査の結果をエビデンスのある尺度ごとに分け、それぞれの前後の点数を比較しました。主観的健康感と健診関連ヘルスリテラシーが高くなり、伝達的・批判的ヘルスリテラシーは高くなっていないということがわかりました。

1項目ごと、合計点で比較していた

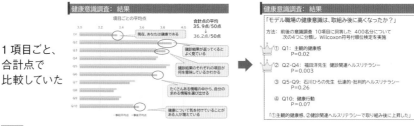

図4 健康意識調査（主観的健康感、ヘルスリテラシー、健康行動）の評価

スライドは「統計解析×デザインのソザイヤサン」（https://toukeidesign.sozaiya-san.com/）を参考にしました。検定はWebサイト「js-STAR」（https://www.kisnet.or.jp/nappa/software/star/index.htm）、無料統計ソフト「EZR」を利用しました。

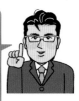

健康づくりモデル職場の評価で、両群間の肥満率の変化には有意差はなかったようですが、他部署では肥満は増加したのに、モデル職場では減ったんですよね？ 有意差が出ないときには、評価デザインと検定方法 Step3-6 p.132- を変えてみましょう。BMI 25以上（区分変数）から、体重変化量（連続変数）にし、情報量を増やしてみましょう。

モデル職場と対照群の昨年からの体重の変化量を、対応のないt検定で比較したところ、有意差が出ました。
モデル職場：平均130g増加
他部署：平均520g増加

P = 0.005　有意差あり

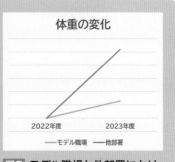

図5 モデル職場と他部署における体重変化量の比較

実施後の感想

　健康づくりの取り組みを「やりっぱなし」にしないため、活動の効果を確認しましたが、評価の仕方に自信が持てませんでした。結果をグラフで示すだけでは不十分だと思い、検定を行ったところ有意差が出ず、効果に自信が持てませんでした。専門家のアドバイスをいただき、多面的な評価方法を知ることで、健康づくりモデル職場の効果を示すことができました。自信を持って工場への活動報告を行うことができただけでなく、次年度の課題や目標の検討にも役立てることができました。健診結果の変化などを職場にフィードバックすることは、職場の健康意識の向上にもつながり、産業保健専門職としてできる、大切な役割の一つであると感じました。

データ活用のその後

　活動に一定の効果があったことがわかったので、対象部署を拡大し、少しずつ工場全体の活動として広げていく予定です。今回の評価がきっかけとなり、モデル職場となった部署では「健診結果をもっと良くしたい！」との思いが広がり、「健康づくり委員会」を結成したり、自主的な活動をさらに進めてくれています。今後の健診結果の変化も楽しみになりました。今回の結果で改善が見られなかった健康意識調査の中の項目についても、さらに改善できるよう、取り組み内容の検討を続けていきたいと思います。

さらなる発展に向けた専門家からのアドバイス

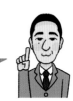

　健康づくりモデル職場の評価において、他部署と比べて体重の増加量が有意に少なかったという結果が示されたのは素晴らしいですね。欲を言えば、この活動の目標（「BMI 25 の人は体重減」「BMI 25 未満の人は維持」）に合わせた分析ができるとなおよさそうです。また、主観的健康感やヘルスリテラシー、健康行動といったさまざまな指標を扱っていますが、各指標は評価としてどのような位置づけなのか、活動の前段階で明確にしておけるとよかったと思います。

　現場のニーズから始まった健康づくりモデル職場、評価により良い結果が見られ、さらに職場での自主的な活動も進行中とのこと。素晴らしい取り組みで、写真からも現場の雰囲気が伝わってきます。本報告は、職域ヘルスプロモーションの評価のとてもわかりやすい実例でした。ヘルスプロモーションに取り組む、多くの人の参考になりそうですね。

日本産業精神保健学会

日本産業精神保健学会は、私が新卒で勤めた病院の看護師から産業保健師に転職したばかりの1年目に初めて参加した学会でした。同じ病棟で働いており、同時期に産業保健師に転職した同期から、「こんな学会があるみたいだよ！行ってみない？」と誘われたのが参加のきっかけでした。この同期とは臨床看護師時代に日本循環器学会や日本集中治療医学会へも一緒に参加したことがあったので、学会そのものへのなじみは少しあったのかもしれませんが、産業保健の領域の学会がどのようなものか全くわからなかった私たちにとって、初の学会デビューが産業精神保健学会だったというのは「アタリ」でした。

日本産業精神保健学会は、1年目でまだ産業保健領域の知識がほぼない状態の私たちに、たった2日間で多くの知識や刺激的な学びを提供してくれました。特にメンタルヘルスの領域は、臨床時代にはほとんど学んだことがなかったため、産業保健の領域に移ってから初めてきちんと学ぶことが多く、復職支援の際に産業保健スタッフが気を付けるポイントやリワークプログラムの事例に関する学び、精神科目線でのメンタルヘルス疾患に関する知識などを抄録集へたくさん書き込み、知識を吸収しようと夢中になった記憶があります。

産業保健領域で一番規模が大きくメジャーな学会が日本産業衛生学会だと知ったのはその後のことでした。けれども、規模が少し小さめであるがゆえに、どのプログラムを見たらよいか迷うこともなく、人の多さに圧倒されることもなく、人間関係の輪に入れず居心地の悪さを感じることもなく、1年目の私たちにとって本当に適度な規模感でした。そのときは著名な先生方と名刺交換をさせていただくこともありませんでしたが、「産業保健領域の学会って楽しいな！」と思えた貴重な契機となり、その後ほかの学会参加へのハードルが下がったり、興味関心が高まったりした、よい「はじめの一歩」になったと思います。

学会の楽しみ方は人それぞれでよいと思っています。いきなり学会員にならなくても、まずは非学会員として適度な規模の学会に参加してみることで、雰囲気が味わえたり、少しだけ知ることができたりする、そんな魅力や参加の仕方もあると思っています。本増刊の発売年にあたる2024年は、産業精神保健学会は福岡での開催のようです。福岡でおいしいものを食べることを楽しみに学会に参加するというのも一案だと思いますし、毎年どこで学会が開催されるのかを楽しみにするのもよいですね。

小川 明夏

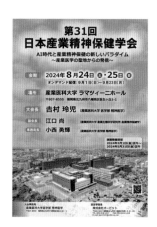

8 健康保険組合の栄養指導の実践と評価：事業所とのコラボレーション

片瀬 久代

大塚商会健康保険組合 健康管理センター 医療スタッフ長
学校（教育）、病院（医療）の経験を経て現在は健康保険組合にて勤務。
どうすれば伝わるのか？ 日々プレゼンに悩む管理栄養士。

このケースで勉強になるポイント！

1 伝わりやすい報告書や資料づくり

2 栄養指導の評価

3 自信を持って栄養指導の効果をプレゼンする

データを活用して明らかにしたかったこと

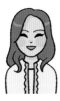

> 管理栄養士が実施している栄養指導の有効性を評価することで、健康保険組合と事業所に栄養指導が役立っていることを伝えたいと思います。

　今まで、栄養指導の効果について、いろいろなスライドを作ってきましたが、うまく伝わりませんでした。内容が細かい、分析した項目が多すぎる、専門用語が多い……などの反応につらい日々（泣）。そこで今回、疫学統計を学んで、正しく、わかりやすく、みなさんに喜んでいただけるような報告書作成を目指しています。

対象職場の概要と使用するデータ

1）対　象

　　事業所数：単一健保に所属する全国10事業所

　　社員（被保険者）数：約10,000人

　　対象者：医師が栄養指導を必要とした者　年齢：全年齢

　　指示者：医師（健保顧問医1名、事業所産業医約20名）

　　担当者：健保管理栄養士

2）栄養指導項目

　　高血圧、脂質異常症、糖尿病、貧血、肥満ややせなど
　　受診勧奨域。受診勧奨基準は医師によって異なる

3）使用するデータ
健康診断結果　分析はエクセルを用いる（統計ソフトがないため）

　栄養指導の実施方法は、①個別栄養指導（対面 or ICT）、②メール栄養指導（双方向の指導）、③情報提供（1回きりの情報送付）、④特定保健指導の4つとしました。対象の分類は、「個別栄養指導」は検査数値や体重リスクが2つ以上ある方、「メール栄養指導」はリスクが1つの方、「情報提供」は「個別栄養指導」や「メール栄養指導」の該当者のうち指導を希望されない方としました。初回面談では事前アンケートに基づき、健診結果、医師の指示などから食事や運動、禁煙などについてアドバイスを行いました。健康支援メールは2回送信し、6カ月後に終了メールを送りました。全員にテキストを配布し、また月に1〜2回のメールマガジン送付を行っています。

これまでに作成した資料と過去の経緯

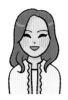

　うまく伝わらなかった報告の例です。2015〜2018年に行った栄養指導の検査データの改善を、中央値と改善率で図示しました。図1・図2は血圧の例です。労務管理者から「一目でわかるグラフにしてほしい」と要望があり、箱ひげグラフや人数の前後比較を頑張って作りました。しかし、労務管理者からは「箱ひげグラフは難しい」と言われ、人数変化のグラフは単純化しすぎたあまり、医学的に正しいのか不安になりました。産業医と労務管理者には、異なる視点のプレゼンが必要なのかと思いました。

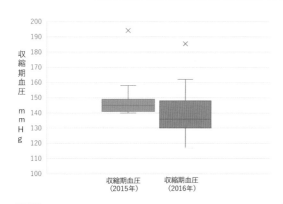

図1 2015年と2016年の収縮期血圧

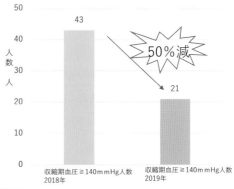

図2 2018年と2019年の収縮期血圧140以上の人数

専門家からのアドバイス

　いろいろと苦労されてきたんですね（ため息）。でも、そもそも健康保険組合に管理栄養士がいること自体が貴重ですね（3%程度[1]）。労務管理者や産業医に効果を「見える化」したいというニーズはよくわかります。
　伝わりやすい資料を作るには、「森」→「木」→「葉」といった形で、まず全体を記述して、そこから部分を見せていくとよいでしょう。そのために

は、栄養指導のフロー図をつくり、どんな対象にどのような指導を行ったかについて記述してみてはどうでしょうか。伝える対象によって結果の項目も絞ってはどうでしょう。 ☞ Column11 p.184-

専門家のアドバイスを受けて完成した資料

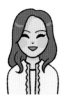

健診を受診した人数から栄養指導実施までをフロー図にしました（図3）。産業医用には統計学的検定を用いて、労務管理者には人数の前後比較のグラフで報告しました。検査項目を4つに絞ることで、数字の見せ方もシンプルになりました。

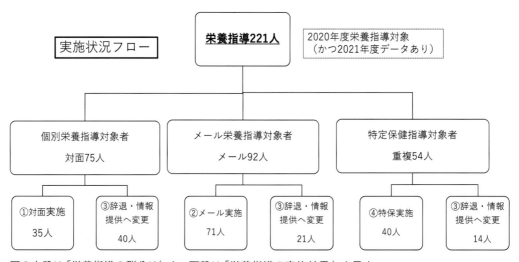

図の中段は「栄養指導の群分け」を、下段は「栄養指導の実施結果」を示す

図3 フロー図　栄養指導対象の人はどうなったのか

「森」である対象者情報

・2020年度の健診受診者は9,480人

・栄養指導の対象者は256人（2.7％）

・栄養指導の対象者かつ2021年度の健診結果が確認できた人数は221人

・221人を分析対象とした

「木」である栄養指導の対象者（221人）の特徴

・年齢：24〜68歳　44.1 ± 10.5歳

・BMI：17.1〜46.4kg/m^2　28.1 ± 4.7kg/m^2

・男女比：男性187人、女性34人　84.6：15.4％

・喫煙率：31.2％（69/221人）

Step 2

わからないから教えてもらおう！ データ活用の疑問をスッキリ解決事例10

「葉」である検査数値結果
【労務管理者向けプレゼン資料】

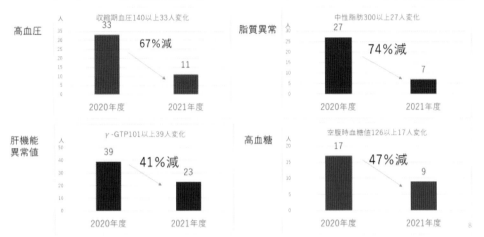

栄養指導効果　対象者減少割合
いずれの検査値も40〜70％と高い改善割合

項目を4つに絞りシンプルにしました

図4 2020年度 vs 2021年度 健診項目別人数変化

【産業医向けプレゼン資料】

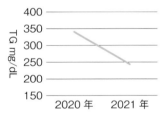

図5 中性脂肪の変化（脂質異常の方のみ）

・脂　質
　TG　基準値 300mg/dL 以上　n＝27

介入前	介入後	差	p値
341±135	⇒　248±125	－96±105	p＜0.01

・血　圧
　SBP　基準値 140mmHg 以上　n＝33

介入前	介入後	差	p値
144.6±6.3	⇒　136.6±10.4	－7.9±10.5	p＜0.01

※産業医には全検査項目の変化について報告（図は一部抜粋）

　結果：血圧・脂質・肝機能いずれの検査項目でも有意差（p＜0.01）がありました。特に、脳心血管障害を引き起こしやすい中性脂肪が－96mg/dLと大きく改善が見られました。有意差と効果差両面の結果から栄養指導は効果があるといえます。

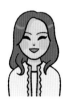

　統計学的検定も行ったので、栄養指導の効果に自信を持ちました。産業医からも労務管理者からも「結果が出ていてよかった」「わかりやすい」と喜んでいただける報告書となりました。労務管理者には、わかりやすさを優先してできるだけシンプルに、有所見者の減少のみを伝えました。一方、産業医には、統計学的検定を行い、栄養指導の効果をお伝えしました（図4、図5）。

実施後の感想

　今までは、目の前の健診結果数値（＝葉）しか見ていませんでした。臨床疫学ゼミを通じて、疫学的な考え方や統計学的検定の手法を学んだ上で、全体像を示してから結果をまとめていくと、シンプルで伝わりやすい報告書になりました。記述疫学は全体の俯瞰や把握に役立ちますし、統計学的検定は、栄養指導の効果の確からしさを高めてくれます。産業医にはより多くの情報を、労務管理者にはダイジェストの結果を伝えることで、わかりやすいプレゼンにつながったと思います。

　今回の報告で一番言いたかったことは、栄養指導が社員、会社、健保の役に立っているということです（図6）。今回の学びを通じ、労務管理者や産業医に栄養指導の効果を伝え、喜んでいただけたことで、少しこの理想に近づいたと感じます。栄養指導の効果がしっかり伝わったと思います（喜）！

　今後は、経年変化や集団である対象者の検査数値の要因や、影響を与えている事象について分析（記述疫学）し、さらに喜んでいただける資料を作成したいと考えています。

栄養指導は誰の役に立つのか？

栄養指導は「社員」「会社」「健保」の役に立っています

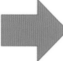

会社
労働安全衛生法の遵守
労働生産性
健康経営

働きかける
元気で働き
会社に貢献
してほしい

社員
元気＝健康
でいたいと
思っている

働きかける
健康を維持し
医療費や傷病
手当金などの
支出を減らし
たい

健保
基盤は
健康増進法
医療費適正化

図6 労務管理者用「栄養指導は誰の役に立つのか？」

さらなる発展に向けた専門家からのアドバイス

　お疲れさまでした。なぜそんなに報告書に情熱を注ぐのか、少し理解できた気がします。健康教育（栄養指導含む）に情熱を注ぐ専門職は、その有効性を正しく評価し、伝えたいと思うものです。ぜひ今後も頑張ってください。

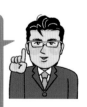

参考文献
1) 健康保険組合連合会. 健康保険組合における保健事業の運営実態と医療費との関連分析報告書. 2021.

日本運動疫学会

　私は現在、大学院で労働者を対象とした身体活動に関する研究に取り組んでいます。研究を始めたきっかけは、病気の予防に興味を抱いたことです。私は以前、急性期病院で理学療法士として患者さんのリハビリを行っていました。病気や障害を抱えた方への支援を行う中で、病気になる前に何かできることはないかと考えるようになりました。身体活動は健康の増進や生活習慣病などの発症予防において重要です。将来は身体活動を普及できるような活動に携わり、社会に貢献したいと考えています。

　日本運動疫学会は運動や健康に焦点を当て、疫学の視点から研究や知識を共有する場となっています。学会に参加して、研究者がどのようにして自分たちの研究を社会に普及させ、啓発しているかを知ることができました。その一方で、普及や啓発を目指す中で、地域社会や教育、政策など多くの側面と協力していくことにおける課題なども知ることができ、研究を社会実装していくことの難しさをあらためて感じました。研究が社会にどう影響を与えるかを考える大切な機会となり、自分の研究が将来的に社会にどう貢献できるかを意識するきっかけともなる経験でした。ポスター発表では、違った視点からのアプローチやアイデアなど、多くの方から質問やアドバイスをいただきました。今後の研究を進める上での指針を見つけることができ、将来の研究方針を考える助けとなりました。

　日本運動疫学会では「運動疫学セミナー」の活動内容についての紹介もあり、とても興味深い内容であったため、早速申し込んで参加しました。運動疫学セミナーでは、講義だけでなく、グループのメンバーとディスカッションしつつ研究計画書を作成するなど、ワークが中心であったことも、自身の研究スキルを高める上で重要な機会となりました。また、同じ分野での研究テーマを持った他学の学生と交流できたことも、とても貴重な経験でした。

　学会参加により運動疫学に対する興味がさらに高まりました。加えて、「普及と啓発」が研究者にとって欠かせない要素であることを理解させてもらえた素晴らしい機会となりました。これから自分自身が得た知識や経験を広く共有し、身体活動を普及できるような活動に携わり社会に貢献するため、普及と啓発の大切さを忘れずに進めていきたいと思っています。

奈良 香菜子

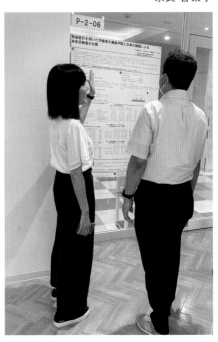

9 現場の視点から見る 特定保健指導の効果の分析

坂田 圭史郎

株式会社バリューHR 健康経営&データヘルス推進室 マネージャー
主に健診結果とレセプトデータの突合分析に基づくデータヘルス計画支援や
機械学習に基づく健康予測モデルの開発を担当。

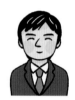

このケースで勉強になるポイント！

1 特定保健指導の実施機関による特定保健指導の評価

2 統計学的検定の実際（t 検定、カイ二乗検定）

3 分析方法・ツールの学び方

わからないから教えてもらおう！ データ活用の疑問をスッキリ解決事例10

データを活用して明らかにしたかったこと

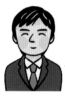

特定保健指導を終了した群と、そうでない群で、将来の健診結果や
生活習慣の変化に差が生じるのでしょうか？

　本プロジェクトは、「特定保健指導に効果はあるのか？」および「どのような点に特定保健指導の効果が現れるのか？」ということを明らかにすることを目的としてスタートしました。このようなテーマは、各研究機関や厚生労働省などでもさまざまな議論がされており、中にはネガティブな結果も報告されています。特定保健指導の実施機関でもある弊社では、もちろん、効果があることを前提として特定保健指導を運営していましたが、今回の分析で、多くは現場の経験知として理解しているその効果の定量的な検証を目指しました。

分析で使用するデータ

対象者の抽出条件

　性別：男性

　年齢：40 歳以上 74 歳以下

　その他属性：被保険者

　期間：2021 年度〜22 年度

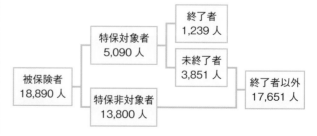

※特定保健指導は動機づけ支援、積極的支援を含む

この抽出条件に合致するデータを対象に、特定保健指導の終了者、未終了者（特定保健指導の対象者となるも終了しなかった群）、終了者以外（特定保健指導の終了者を除く被保険者全体）に分けて、健診結果と問診結果の推移について群間比較を実施しました。

結果のまとめ

　特定保健指導の終了者とその他の群を比較し、下記の事実を確認しました。

①終了者では未終了者と比較して、健康診断の複数の検査項目で翌年度有意に数値が改善した

②終了者では未終了者と比較して、翌年度の生活習慣の改善実施率が有意に高かった

③終了者の中で生活習慣が改善したグループとそうでないグループで比較した場合、生活習慣が改善したグループのほうが腹囲、体重のアウトカム、リスク数の増減において有意に良く特定保健指導のリピート率も低かった

④終了者かつ翌年度生活習慣が改善したグループと、未終了者の中で生活習慣が改善したグループの比較においては、特定保健指導を終了したグループのほうが、体重アウトカム、リスク数の増減が有意に良い傾向で、特定保健指導のリピート率も低かった

　以上のことから、特定保健指導の有効性が示唆されました。また③では、生活習慣の改善を実施・継続することと健康状態の改善とに関連があること、④では生活習慣の改善を単体で取り組むよりも特定保健指導の介入と併せて生活習慣の改善を実施したほうが改善効果が高い可能性を示す結果となりました。

健診結果の分析（結果①の分析）

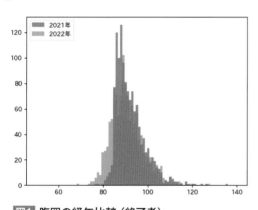

図1 腹囲の経年比較（終了者）

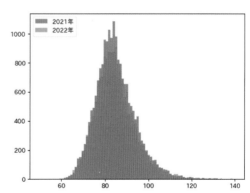

図2 腹囲の経年比較（終了者以外）

　終了者と終了者以外の検査値の分布を経年で確認しました。例として腹囲のヒストグラムを示します（図1、図2）。Step3-6 p.132- 青色が2021年度の結果、オレンジ色が2022年度の結果を示しており、経年比較ができるようにしてあります。終了者では中央値、平均値ともに改善方向にシフトしています。

　ただし、特定保健指導の対象となる人はもともと一定のリスクを抱えている人であり、もともとのリスクが高い方が翌年度の数値がマイナス方向に動きやすいのか（平均への回帰）、特定保健指導を終了したことで差が出るのかこの比較だけでは判断できません

でした。

　そこで、特定保健指導の対象となるも終了しなかった群（未終了者）を新たに追加して、特定保健指導を終了した群と比較しました。特定保健指導の対象選定に関わる8項目と、対象水準のリスクとなっている項目の数について、2経年の変化量を指標として群間比較を実施しました。表1には各群の検診データの変化量の平均値を示しています。

表1 各群における健診データ・動脈硬化のリスク数の変化

2022年－2021年	BMI*	腹囲(cm)*	収縮期血圧(mmHg)*	拡張期血圧(mmHg)*	HDL(mg/dL)*	中性脂肪(mg/dL)	空腹時血糖(mg/dL)	HbA1c(%)	リスク数*
終了者	-0.24	-1.04	-1.37	-0.97	1.68	-16.78	0.29	0.01	-0.24
未終了者	-0.14	-0.54	-0.56	-0.29	0.80	-7.69	-0.44	0.03	-0.13
終了者以外	0.03	0.08	0.25	0.36	0.53	0.18	0.56	0.03	0.09

※「*」は有意差あり。終了者と未終了者を比較したt検定。P値：0.05未満を有意水準とする
※欠損値を除外

わからないから教えてもらおう！ データ活用の疑問をスッキリ解決事例10

　未終了者においてもほとんどの項目で改善している一方で、終了者のほうが数値がより大きく改善する傾向がわかりました。終了者と未終了者の差を統計学的検定で検証を実施した結果、上表で「*」で示している6項目において、統計的にも有意な水準で終了者のほうが数値が改善する結果となりました。

　このことから、同じ特定保健指導の対象水準のリスクを抱えている群同士の比較において、特定保健指導を終了した群のほうが翌年度の検査値が良くなる、つまり特定保健指導に効果がある可能性を定量的に確認することができました。

生活改善の実施率の比較（結果②の分析）

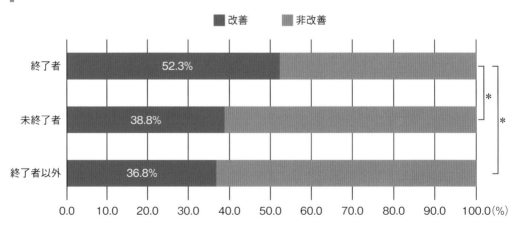

※「*」は有意差あり。カイ二乗検定。P値：0.05未満を有意水準とする
※欠損値を除外
図3 各群における生活改善の実施割合

　特定保健指導の対象に翌年度の問診「運動や食生活などの生活習慣を改善してみようと思いますか？」という問いに対して「すでに取り組んでいる」と答えた人の割合（6

カ月未満・6カ月以上合算）を比較しました（図3）。結果としては、終了者で突出して改善実施率が高く、未終了者および終了者以外との比較で有意な水準となりました。

なお、今回の分析の主旨とは少しずれますが、未終了者と終了者以外とでは大きな差が見られませんでした。健診結果の変化に関しては、もともとのリスクが高い未終了者の数値が終了者との比較では際立っていた一方で、生活習慣の改善行動の実施割合に関して両群にほとんど差が見られないことは、少し面白い発見でした。

上記の差については、生活習慣の改善を実施するような人は特定保健指導もしっかり終了する傾向があるということも要因だと考えられますが、今後、もともとのリスクと生活習慣の改善行動の関係を分析するのも興味深いと思います。

クロス分析
特定保健指導×生活習慣×健診結果（結果③④の分析）

表2 特定保健指導および生活改善が健診結果に与える影響

特保指導	生活習慣改善	腹囲アウトカム[*1]	体重アウトカム[*1]	リピート率[*1]	リスク数変化量(平均)[*1]
終了者	実施	42.9%	39.1%	57.2%	-0.35個
	未実施	32.0%	23.5%	70.0%	-0.10個
未終了者	実施	38.4%	33.6%	66.8%	-0.22個
	未実施	26.4%	19.9%	75.6%	-0.08個

[*2]

※体重2kg以上、腹囲2cm以上の減少達成の割合をアウトカム達成割合、2年連続で対象者になる割合をリピート率として比較
※「*」は有意差あり。カイ二乗検定およびt検定（リスク数変化量のみ）。P値：0.05未満を有意水準とする
※「*1」は終了者内で生活習慣の改善を実施したグループとそうでないグループの比較における有意差が確認された項目を示す
※「*2」は終了かつ生活習慣を改善したグループと、未終了者で生活習慣を改善したグループの比較における有意差を示す

終了者の中でも生活習慣の改善に取り組んだグループとそうでないグループ、未終了者の中でも生活習慣の改善に取り組んだグループとそうでないグループの4つの群に分けて、体重および腹囲のアウトカム達成割合、リピート率、リスク数の増減に差が見られるか確認しました。

まず、特定保健指導の終了者の中での比較においては、全ての項目で、生活習慣の改善に取り組んだグループのほうが有意な水準で良い結果となり、終了者の中でも生活習慣の改善に有意性があることが確認できました。なお、未終了者の中でも同様に生活習慣の改善を実施したグループのほうが総じて良い結果となっています。

続いて、終了者、かつ生活習慣の改善を実施したグループと、未終了者の中で生活習慣の改善を実施したグループで比較しました。結果としては、終了者、かつ生活習慣の改善を実施したグループのほうが表2「*2」に示す体重のアウトカム、リピート率、リスク変化量において有意に良い結果となりました。

分析の限界と位置づけ

　種々の限界はありますが、終了者と未終了者で健診結果の推移に差が見られることや生活習慣の改善の実施の有無でも差が出ることを確認することができました。より厳密な効果の検証のためには、例えば、特定保健指導を終了するような群はそもそも健康への意識が高く、将来的な改善の因子が潜在している可能性など、特定保健指導の終了以外の要素における属性の偏りや交絡因子を排除した因果推論的な方法を取る必要があると思います。☞ **Step3-7 p.136-** 特定保健指導の制度そのものの議論には、このようなより厳密な評価が必要だと思います。

　一方、今回のような内容でも、現場の視点からの分析として、ヘルスリテラシーに基づく健康行動を実現することの必要性、特定保健指導がその後押しをできる可能性を実績値として確認する上では十分であると考えています。

　結果について、さまざまな場面で報告する機会に恵まれ、その中で指導に携わっている方から「前向きな結果で勇気づけられた」といったコメントも多数いただきました。今回の分析で、対象者や指導に携わる方々の現場の努力が数値となって現れていることを示すことができたこと、それが今後の特定保健指導の活性化や、より良い保健事業の開発に向けて、少しでも前向きに作用するのであれば、分析を担当した身としてはこの上なく嬉しく思います。

どうやって今回の分析を実現したか

　今回、データ加工や統計処理に際しては主に Python というプログラミング言語を活用しています。☞ **Step3-4 p.124-** プログラミングというと、経験がない方にとっては敷居が高い印象を抱かれるかもしれませんが、今回の分析に活用したレベルに関しては、そこまで高いハードルではないと思います。

　勉強方法 ☞ **Column01 p.15-** について、私の場合は主に専門のオンラインスクールと、テーマごとにコースを受講できるオンラインプラットフォームを併用していました。スクールに関しては厚労省の専門実践教育訓練給付金の対象コースで受講料70％の補助を受けて受講していました。データの分析にとどまらず、機械学習に関するスキルなども網羅的に学ぶことができ、非常に有意義な機会でした。ただ、時間と費用はかかりますので、目的によってはオンラインコースから必要なものを選んで集中的に受講するのも選択肢のうちだと思います。私が使用しているオンラインプラットフォームの例として Udemy というサイトの URL（https://www.udemy.com）をご紹介します。

　また、このような「教材」を用いた学習も有用だと思いますが、振り返ると、実務の中で試行錯誤しながら身につけたことのほうが多いように思います。何か分析で知りたいことが明確にあるほうが、私の場合はモチベーションと好奇心を維持しながらいろいろな方法を学んで試すことができました。なお、Python に固執せずとも、例えば、t 検定やカイ二乗検定などはエクセルでも簡単に実現可能で、☞ **Step3-8 p.140-** さまざまな Web サイトで方法が紹介されており、まずは身近なツールを突き詰めるのでもよ

Step 2 わからないから教えてもらおう！ データ活用の疑問をスッキリ解決事例10

いと思います。

さらなる発展に向けた専門家からのアドバイス

この研究のデザインは、非ランダム化比較試験で、　 Step3-2 p.116-
比較的な大きなサンプルサイズで特定保健指導の効果を評価した点で非常に優れています。生活習慣が改善した群で保健指導の効果が高かったことも評価されるべきですね。しかし、保健指導の効果をより正確に評価するためには、多変量解析を用いて、保健指導を終了した群と終了しなかった群に関する潜在的交絡因子を取り除くことが必要になりますね。
☞ Step3-7 p.136-

生活習慣の改善意図によって介入効果が異なることは妥当な結果です。この改善意図がどのような特性と関連するか（積極的支援と動機づけ支援で異なるのか、リピートすることで効果が変化するのか……）がわかれば、より有効なプログラムに改良できますし、プログラムを必要としている集団のスクリーニングにも活用していただきたいです。

現場視点での評価、非常に意義はあります。しかし終了群とそれ以外の2群を比較する研究デザインはやや複雑です。対照群は介入（指導）以外の条件がそろっているほうがよいので、終了群と非終了群のシンプルな比較がよりわかりやすいと思います。

参考文献
1) 厚生労働省. 特定健診・特定保健指導の効果検証. 2022.
   https://www.mhlw.go.jp/content/12401000/000957201.pdf
2) Fukuma, S. et al. Impact of the national health guidance intervention for obesity and cardiovascular risks on healthcare utilisation and healthcare spending in working-age Japanese cohort: regression discontinuity design. BMJ Open. 12, 2022, e056996. doi: 10.1136/bmjopen-2021-056996

9

現場の視点から見る特定保健指導の効果の分析

10 大学生に対する ヘリコバクター・ピロリ検診 導入プロジェクト

伊藤 佳奈美

順天堂大学 本郷・お茶の水キャンパス 健康安全推進センター 保健師
医療機関が併設している大学の健康安全推進センターの保健師（14年目）。

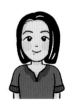

このケースで勉強になるポイント！

1 先行研究の意義と方法

2 データの欠損値を減らす方法

3 分析に基づいた仕組みづくり

データを活用して明らかにしたかったこと

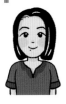

　本プロジェクトは、本学消化器内科の医師による「若年者の胃がんを予防したい」という強い思いにより実現した事業です。

　大学生を対象としたヘリコバクター・ピロリ検診を実施している大学は少なく、本プロジェクトの導入の説明から、その効果について明らかにしたいと思いました。

　医療機関が併設している大学病院の健康管理はとかくリスクマネジメントの優先順位が高くなりがちですが、かねてより前向きなヘルスプロモーション施策を行いたいと思っていました。

　健康安全推進センターとしては、検査後の受け皿が確保できないと進められない事業であったため、消化器内科の先生方からのご提案は、非常に嬉しいお言葉でした。学内関係者の理解と協力により、発案から1年という短期間で本事業を実現することができました。

　今回は、当大学で初めて実施した大学生に対するヘリコバクター・ピロリ検診について、その概要と成果を可視化しました。今回のデータを活かし、今後は他学部や新入職員にも水平展開し、当大学教職員・学生の胃がん予防に貢献したいと考えています。

対象職場の概要と使用するデータ

対　　象：当大学の保健医療学部 1 年生
検査項目：血清ヘリコバクター・ピロリ抗体（栄研）
検査時期：健康診断時に実施
検査結果：「陰性」「陰性高値」「陽性」に分類し、受診勧奨を行う
検査費用：無料
検診および二次検査費用：無料

　初年度はトライアルとして限定的に、地域的優位性（学部が本郷地区にある）、侵襲の少なさ（1 年生はもともと採血が必須）、健診受診率の高さから、保健医療学部 1 年生（理学療法学科と診療放射線学科）242 名を対象としました。

　ヘリコバクター・ピロリ検診の結果、「陰性高値」「陽性」であった学生は医療機関を受診することとしました。

結　果

　健康診断の対象であった保健医療学部の 1 年生全員にヘリコバクター・ピロリ検診を受けてもらうことができました（図1）。また、陽性・陰性高値であった 25 名全員を医療機関の受診につなげることができました。医療機関の受診までに時間を要したことや、除菌結果の確認方法など課題はありましたが、健診の導入からフォローアップまでうまく行うことができました。

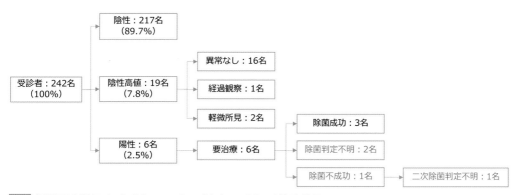

図1 保健医療学部（1 年生）のヘリコバクター・ピロリ検診結果

10

大学生に対するヘリコバクター・ピロリ検診導入プロジェクト

専門家からのアドバイス

大学でピロリ検診を実施しているところはあるのかな……（心の声）
先行研究は調べてみましたか？ 👉 Column10 p.108-

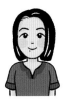

　先行研究は、医学中央雑誌やインターネットの検査を活用して調べました。
先行研究を調べた結果、大学生を対象とした先行研究は1件のみで、中学生を対象にした結果が多くありました（表1）。

表1 ヘリコバクター・ピロリ抗体検査先行研究

対象地域・学校名等	対象	報告年度	検体	実施者数（人）	陽性者（人）	陽性率（%）
北海道医療大学	大学生	2019	血清	2,372	169	7.1
長野県	高校生	2007～2012	尿	2,641	116	4.4
北海道網走市	中学生	2016	尿	418	29	6.9
岡山県真庭市	中学生	2013～2015	尿	893	71	8.0
北海道函館市	中学生	2016～2017	尿	3,201	215	6.7
佐賀県	中学生	2016～2018	尿	21,228	1,014	4.8
大阪府高槻市	中学生	2014～2017	尿	8,067	461	5.7
愛知県蒲郡市	中学生	2017～2019	血清	2,159	2,050	3.9
秋田県由利本荘市・にかほ市	中学生	2015～2019	尿	5,031	342	6.8

　先行研究と比較した結果、本学の結果は先行研究よりも陽性率が低いことがわかりました。陰性高値は感染の可能性を示唆する指標であるため、陽性と含めて評価すると、先行研究とほぼ同様の結果と捉えてよいかと考えています。

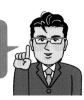

受診率100%ってすごいですね！
具体的にはどのようにフォローされたのですか？

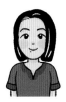

　ヘリコバクター・ピロリ検診を新入生健康診断時にあわせて実施しました。健診セットの中にヘリコバクター・ピロリ検診のパンフレット（COVID-19の影響で消化器内科の医師による講義は実施できず）と採血スピッツを同封し、検査を希望しない方は健診会場の受付で申し出てもらうようにしました。

Step 2
わからないから教えてもらおう！データ活用の疑問をスッキリ解決事例10

医療系の学生ということもあり、健康に関する意識が高いことはもちろんですが、新入生は健康診断時に必ず感染症の検査のための採血が行われます。ヘリコバクター・ピロリ検診による新たな侵襲が加わることがなかったことが、高い受診率につながったと思います。

医療機関の受診率については、繰り返しリマインドを行ったこと、学生と距離の近い教務課の事務員にも協力してもらえたことが大きな要因だったかと思います。他部署と連携してアプローチできたことは、われわれとしても非常に心強かったです。

> すごい！
> 疫学では欠損値や不明値を減らすことが重要なので、 Column13 p.187-
> 受診率の高さやフォローアップをしっかり行うことは正しい分析につながりますね。

実施後の感想

今回の振り返りで、自身の行っていたことは間違っていなかったと再確認できて安堵しました。先行研究を調べることで、本学での介入結果を客観的に評価できますし、データのまとめ方や分析方法を検討する際にも参考にすることができます。つい後回しにしてしまいがちな文献検索ですが、今後も習慣化していきたいです。

対象者の選定について、こちらは運用前から慎重に検討を重ねていました。もともと新入生は健康診断の受診率が高く、採血が必須になりますので、学校健診は非常に良いフィールドであったと考えられます。職員についても雇入時健康診断や定期健康診断で運用できると手ごたえを感じました。

データ活用のその後

2020年からスタートしたヘリコバクター・ピロリ検診は、2022年度からは新入職員、2023年度からは国際教養学部1年生と順調に対象範囲を拡大し、これまでに1,795名に対して検査を実施することができました（図2）。

大学の理解と協力が得られ、現在も検査費用と医療機関の受診費用を無料化できていること（原稿執筆時点）が、受診率向上に大きな影響を与えていると考えられます。在籍教職員からの問い合わせも増えており、教務課の事務員から個人的にヘリコバクター・ピロリ検診について連絡をいただいたときは嬉しかったですね。ヘルスリテラシーの高い集団だとあらためて感じた瞬間でした。

2024年度からは、在籍教職員約4,000名に対してヘリコバクター・ピロリ検診を実施することが決定しています。今後は法人全体でヘリコバクター・ピロリ検診を実施できるよう、引き続き学内での調整を行い、健康総合大学としてピロリフリーユニバーシティを目指していきたいです。

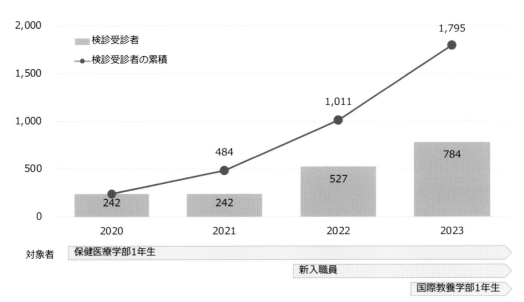

図2 当大学におけるヘリコバクター・ピロリ検診受診者の割合

さらなる発展に向けた専門家からのアドバイス

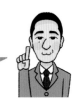

　先行研究を調べたり、未受診者を減らす働きかけ、そして分析後の展開など、一連の流れがとても素晴らしいと思いました。全ての取り組みに対してこのような対応をすることは難しいかもしれませんが、重要度の高い取り組みに対しては、優先的に実施していけると良さそうですね。

　また、実現は難しいかもしれませんが、この集団を追跡して、本当に胃がんの罹患率が減ったのかをコホート研究で検証できたら、とても魅力的だと思いました。

☞ **Step3-2 p.116-**

　今回は学校保健での取り組みでしたが、企業や健康保険組合などの産業保健の現場でも応用可能と思います。ABC検診やヘリコバクター・ピロリ検診を行うものの、厳格なフォローが行われず、除菌されずに放置されたり、検査だけを受け続けるケースもあると思います。検診をやりっ放しにせず、フォローアップの仕組みを作ることの重要性が伝わる報告ですね。

参考文献
1）伊藤佳奈美ほか. 本学大学生に対するヘリコバクターピロリ検診導入プロジェクト. 日本総合健診医学会第50回大会. 2022.

Step 2
わからないから教えてもらおう！ データ活用の疑問をスッキリ解決事例10

私の学会体験談 05

日本肥満学会／日本総合健診医学会／日本栄養改善学会

私の今とこれからを照らす場

私にとって学会は、専門職として、ひとりの人間として、大切な人と、時と心をともにし、今の私を創った場であり、そして未来の私に向けた礎となる場でした。それぞれの学会での大切な人に重ね、私にとっての学会をご紹介いたします。

日本肥満学会：
健康教育・支援スタイルの原点

2000年に別の学会のワークショップで坂根直樹先生（京都医療センター）にお会いして以来、主に本学会を通じ「楽しくてためになる」という参加者目線に立った温かいスタイルとお人柄にふれ、健康支援の師と仰いでいます。私の健康教育・支援（講演・ワーク・面談）の原型となっており「若いころのぼくを見ているようだ」と励ましてくださったことを非常によく覚えており、よりどころの一つとなっています。

日本総合健診医学会：
医療専門職として・人としての
あこがれ

日野原重明先生はあこがれの存在で、一方的ながら専門職の師と仰いでいた先生に直接お会いできる学会は貴重な場でした。「命を自分以外の何かのために使う……」目の前で拝聴するご講演に力と学びをいただき、幸運にも直接お話できたことは大きな喜びでした。先生よりいただいたお葉書は、今も私の支えになっています。

日本栄養改善学会：
管理栄養士の原点となる
恩師との場

中坊幸弘先生（元京都府立大学・元川崎医療福祉大学）は大学の恩師であり、この学会は管理栄養士としての「生みの親」でもある先生との定期的な再会の場でした。毎年、私の取り組みをご報告することが目標であり、大きな励みでした。管理栄養士の育成や栄養学の発展に尽くされる先生のお姿に、卒業し離れてから故郷や母校の尊さを知るように、その存在の大きさをあらためて感じ、感謝の念に堪えません。

私にとって学会とは

私にとって学会は、専門職として「すべき」「したい」「できる」ことを重ね合わせ、自己実現そして他己実現を目指し、螺旋階段のように幾重にも学びと交流を深める、私の今とこれからを照らす場です。

本コラム執筆のさなか能登半島地震が起こりました。この季節は、阪神淡路・東日本それぞれの大震災に遭遇した記憶が思い返されます。多くの支えによって生かされていることに感謝し、多くの幸せを支えられるよう心をこめて最善を尽くします。

本書の編者である福田洋先生と金森悟先生も、私にとってかけがえのない出会いでした。心から御礼申し上げます。読者のみなさまと、産業保健に関わる全ての人、そしてその先の働く人のご健康と幸せを心から願っています。

髙家 望

臨床疫学ゼミに参加して学んだこと

私は看護学生の頃から統計が大の苦手でした。そんな私にも、毎年の健診結果を健康施策に役立てたいとの想いがあり、さんぽ会（産業保健研究会）のメールマガジンに「統計が苦手な人でも参加OK！臨床疫学、研究デザイン、統計手法の基礎を学ぶためのゼミです」とあるのを見て、わらをもつかむ思いで参加しました。他の方の発表やワンポイントレクチャーから統計手法の基本を学び、できることからやってみようと思っていた矢先の2015年11月、発表する機会をいただきました。

そのときは、労働衛生週間の配布チラシに載せるため、個人の健診1年後の体重変化を計算し、体重増加者の割合と体重増加者の年齢分布を円グラフで、各年代における体重増加者の割合を積み上げ棒グラフで作成しました。私は「体は加齢とともに変わる、若いうちから体の変化を気にしてほしい」をテーマに、「当社では何歳くらいから、どのくらい太り出すのか？」を示したかったのですが、「痩せ型の体重1kg増と肥満者の1kg増を単純に比較してよいのか？」「若年層と40代では母数が3倍近く違うのに年代別に比較できるのか？」など矛盾や疑問が多々湧き上がり、福田先生にご相談したことを発表しました。

先生から「森を見て、木を見て、葉を見る」、全体が見えないとある部分のみが強調され、何が「驚きの事実！」なのかが伝わらないことを教わりました。記述統計手法を用いて、①全体がどうなっているのかを把握し集団を理解する、②分布の形やバラツキ、外れ値、平均値、中央値、最頻値はどうなっているかを見る、③2変量の関係、探索的統計を分析して「うちの会社ではこんなことが起きているんだ！という驚きの事実」と「さらに驚きの事実！＝問題解決の糸口」を見つけ、具体的な健康施策を見出すまでが疫学統計であることを、発表後にレクチャーしていただきました。

臨床疫学ゼミでは目から鱗が落ちることばかり！同じデータでも何をターゲットにするか、どんな切り口から分析するかで見え方が変わる！ただグラフを並べるだけではなく、画像を使ったり、ストーリー仕立てにしたり、色んな見せ方がある！他社の事例のような研究をしてみたい！と毎回学びが深いです。何より、自分の持っている集団の健康データをどう活かしたいかを考えるヒントを得られ、ちょっとやってみたことを先生方にご相談できることも大きな魅力の一つです。

千手　弥生

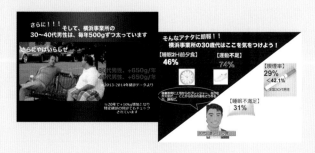

実践者が学会発表から得られること

私が初めて学会発表に挑んだのは今から15年前、日本健康教育学会学術大会の口演発表でした。テーマは「メンタルヘルスのラインケア教育を受けた管理職の『部下への対応に関する自信』の変化」です。当時勤めていた会社の担当事業所で課長職を対象に行った健康教育について、実施後アンケートの結果を統計的に分析し、評価したものでした。同期の保健師に統計ソフトの使い方を教わりながら分析に悪戦苦闘し、臨床疫学ゼミの予行演習では研究計画の甘さに気づかされ落ち込んだりしたものの、われながら頑張ってやり遂げたと思います。

その後、一連の経験がきっかけとなり、研究手法の基礎を学ぶため大学院に進学しました。大学院時代には、指導教授の研究や自分が取り組んでいる研究について発表する機会が何度かありました。それらを振り返ってみると、実践者ならではの学会発表の醍醐味は、発表内容に対する純粋なコメントをもらえることだと感じています。

職場の上司や先輩は、自社の経営方針や組織の活動計画のほか、あなたの支援スキルや得意・不得意などを頭の中で補足した上で指導や助言をしてくれます。良くも悪くも現実的な落とし所を見つけることになりがちです。

一方、学会であなたの発表を聞いているのは、そのテーマに関心がある人たちです。同じような活動を展開している実践者や大規模集団を対象に調査を進めている研究者、その分野のエキスパートやベテランもいるでしょう。そうした人たちからは「従来の研究や実践報告と比べて新しい点はどこか」「同じことを自分が担当する事業所で実施したときに同等の効果が出るだろうか」といった視点での質問や助言が多く投げかけられ、あなたの職場にとって貴重な意見となります。それらをもとに産業保健活動がブラッシュアップされ、より良い支援につなげることができるのです。

これは私の仮説なのですが、学会発表に選んだテーマは、自分自身のやりがいを映し出しているのではないかと考えています。これまでの保健師活動の中で、「こんな自分に何ができるのだろう」と悩んだり、支援が空回りしてうまくいかないことが幾度となくありました。その度に初心を思い出し、「自分一人ができることはわずかでも、職場のキーパーソンに働きかけて、全体に展開していけばいいんだ」と、前に進むことができました。

初めての学会発表の経験が、タイムカプセルのようにあなたを励ましてくれる日がいつかきっと来ると思います。最初の一歩を踏み出してみませんか。

須藤 ジュン

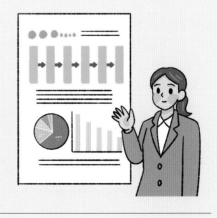

社内以外のさまざまな発表先

データを発表する意味

せっかくまとめたデータ、その後どうしますか？ もしかしたら、すでに「〇〇学会で発表しよう」「〇〇誌に論文投稿しよう」など発表先を定めているかもしれません。発表先をあらかじめ決めてからデータをまとめることは、発表形式や執筆要領に準じて作成することができるので、とても効率的な方法だと思います。

では、なぜデータを発表するのでしょうか？

データを分析してまとめた結果を発表することは、自身の実践や研究を広く知ってもらうことに役立つだけでなく、情報公開の推進、社会に対する説明責任を果たすことにつながるなど、みなさん自身や社会全体にとって大きな意義があります。今、世界では研究データの共有化（オープンデータ）が進み、その制度が急速に整いつつあります。データの利用・活用について正しく理解し、苦労してまとめたデータの発表先を適切に選択しましょう。

オープンデータとは

研究データが「オープン」であるとは、単にデータが公開されていることだけでなく、FAIRデータ原則（Findable：見つけられる、Accessible：アクセスできる、Interoperable：相互運用できる、Reusable：再利用できる）の実現が不可欠です。研究の透明性確保、説明責任を果たす、社会への還元、研究公正の確保の観点からも、その重要性が高まっています。

国内外では、オープンデータ、オープンサイエンスの方針が策定され、研究者や研究機関の責務として位置付けられています。

一方で、研究データの共有や公開に関しては、インセンティブがないこと、コストがかかること、データ公開・管理を支援する人材不足、倫理・法的問題（個人情報保護、秘密保持契約含む）など、いくつかの障壁も指摘されていて、引き続き国際動向を踏まえた体制整備と環境づくりが期待されています。

学会発表

近年は「研究」発表だけでなく、日頃の「実践」活動をまとめ、発表できる学会も増えています。特に、研究者だけでなく実務者の会員割合の大きい学会では、実践報告を推奨している傾向にあります。

日本産業衛生学会は、春の総会や秋の全国協議会にて一般演題に実践報告を発表することが可能です。いち参加者として学会に参加すると、実務での科学的根拠になり得る研究発表と、日頃の実践活動の参考になりそうな実践報告は、いずれも私たちの日頃の実践活動を後押しするアイデアになると思っています。つまり、実践報告と研究は有機的に連動しながら、日頃の産業保健実践を向上させてくれるものだと考えています。その点からも、せっかくまとめたデータはぜひ積極的に発表していただければと考えているところです。

論文投稿

一方で、学会発表は抄録の文字数や発表時間、方式の制約から、詳細なデータ分析

表1 主な良好実践事例データベース

日本産業衛生学会 「良好実践事例」 （GPS：Good Practice Samples)」	https://www.sanei.or.jp/gps/kitei/index.html
日本人間工学会 「人間工学グッドプラクティスデータベース」	https://www.ergonomics.jp/gpdb/gpdb-about.html
日本産業ストレス学会 「メンタルヘルス対策好事例集」	https://jajsr.jp/mentalhealth-case
公衆衛生看護学会 「活動写真」	https://japhn.jp/wanted/photos

過程を示したり、すべての結果を掲載することが難しい場合があります。学会の会期が終わってしまうと、発表データにアクセスすることが難しくなります。

まとめたデータを、詳細なデータ分析過程や結果を含めて、比較的簡単に検索可能な場所に発表したいと考える場合は、論文執筆がおすすめです。最近では論文種別も増え、実践報告の論文種別を設定し、投稿を受け付けている学会誌（人間工学や公衆衛生看護学会誌など）も増えました。前述した日本産業衛生学会は、産業衛生学雑誌で「事例」、EOPH で「Good practice」のカテゴリを設定しており、実践報告や職場環境改善事例を発表することが可能です。

ただし、論文として発表するためには、査読を受けなければいけませんし、論文掲載料を支払うなど、費用面の負担も学会発表に比べるとそのハードルを高くしていると思います。しかしながら、苦労してまとめたデータが論文として形になることは、データの発表先としては一つの到達地点だと言えるかもしれません。

データベースへの投稿

最後に、データの発表先として、良好実践事例などデータベースへの投稿を挙げておきます（表1）。良好実践事例データベースは、学会によって目的は少し異なる点がありますが、産業保健実務の中で取り組んだ活動や実践の中で良い効果が得られたもの、改善が見られた事例について、事例に取り組んだ背景や取り組み方法、そして図表や写真などとともに成果をまとめたものです。

日本産業衛生学会の良好実践事例（GPS：Good Practice Samples）は、産業保健専門職としての自己研鑽をより効果的に進めるための視覚教材と位置づけています。データベースとして公開されているので、いつでもアクセスができ、同様の課題に取り組む際の参考資料になります。

ここまで、データの発表先として、学会発表、論文投稿、良好事例実践データベースの3つに分けてご紹介しました。どの発表先がよいか、発表しようとしているデータに適切であるか、それぞれのメリットや留意点もありますので、吟味した上で選択するとよいでしょう。

吉川 悦子

参考文献
1) 国立研究開発法人科学技術振興機構 研究開発戦略センター. 海外トピック情報 研究データ共有（オープンデータ）の動向. 2023.
https://www.jst.go.jp/crds/pdf/2022/FU/TP20230203.pdf (2024年3月8日閲覧)

先行研究を調べる意義と調べ方

先行研究を調べる意義や活用方法

　質の高い産業保健活動を行うためには、先行研究（文献）を活用することが重要です。例えば、労働者に対して健康教育や保健指導を行う際には、医療や栄養・運動などの科学的根拠のある最新の情報を用いて行う必要がありますし、復職支援や両立支援を行う際には、疾患や治療法、薬の副作用など情報に加え、他社や他機関などの取り組みを勘案し、有効な支援を検討する必要があります。このような場面での先行研究の活用はすでに行われており、産業保健の現場においても科学的根拠に基づく実践（Evidence-based Practice：以下、EBP）が推進されていることと思います。

　しかしながら、産業保健専門職が学会発表を行う際に先行研究を活用している発表は少なく、新規性や独自性、説得性や論理性に欠ける発表になってしまっている傾向があります。まずは、先行研究を網羅的に調べて、先行研究で「どこまでは明らかになっていて、何が明らかになっていないのか」を明確にしてから研究を開始することが、研究の独自性や新規性につながり、実践に有用なエビデンスとなります。

　また、先行研究を読むことによって、研究テーマや目的として考えていることについての知識が深まり、研究を行う意義や価値についても再考することができます。各学会で抄録の文字数や学会発表に時間の制約があると思いますが、先行研究を活用して、よりステップアップした学会発表に挑戦してみてください。先行研究の活用は、すべての段階において必要不可欠ですが、以下に研究プロセスの各段階に合わせた活用方法を説明しますので、参考にしてください。先行研究を有効に活用することで、確実に学会発表の質が高まることにつながります。

①テーマ・目的を決める
・先行研究において、どのような研究テーマや目的があるのか
・先行研究で同じような研究は行われていないか
・先行研究に比べて、自身の研究をする意義、価値があるのか　など

②方法を計画する
・先行研究で用いられていた方法はどのような方法か
・先行研究で行われていた方法の問題点・限界は何か　など

③結果を評価する
・自身の研究結果を先行研究と比較し、共通点や相違点を明示できているか　など

先行研究の調べ方

　現在、世界では1日に800万件以上の学術出版物が公開されているため、必要な先行研究を必要なときに適切に手に入れることが肝要です。また、学問は人類の共有資産であるという考えから、近年、研究論文のオープンアクセス化は拡大しており、無料で公開される研究論文が増えています。オープンアクセスとは、研究論文をインターネットを通じて無料で公開し、誰もが自由に論文を入手できるシステムのこと

です。ですので、オープンアクセス論文は、インターネットの環境があればどこからでもアクセスできます。また、オープンアクセスにより公開された論文は多くの人に読んでもらうことができ、知識の共有や普及につながる、研究成果を共有し社会に還元することができる、などの利点があります。

産業保健分野に関する先行研究を検索する際には、以下の4つのデータベースがお勧めです。無料のものと有料のものがあり、それぞれに特徴がありますので、現場に即したものを活用してください。

① J-STAGE（無料）

https://www.jstage.jst.go.jp/browse/-char/ja

J-STAGEは、国立研究開発法人科学技術振興機構（JST）が運営する電子ジャーナルプラットフォームです。このデータベースは、産業保健に関係する医学系・看護系・心理系の論文だけでなく、教育系・化学系・工学系・経済経営系など、幅広いさまざまな分野の国内の文献を検索することが可能です。J-STAGEではオープンアクセスが推進されているため、ここで公開されている文献は比較的閲覧が可能で、産業衛生学雑誌や日本産業看護学会誌、日本公衆衛生雑誌などに掲載された論文も閲覧することができます。

② Google Scholar（無料）

https://scholar.google.co.jp/

Google Scholar は Google が提供する論文検索サイトです。検索ボックスの下に「巨人の肩の上に立つ」と記載があり、この意味は「先人の積み重ねた発見（成果）の上に、新しい発見をすること」です。研究に大切な「新たな発見（成果）」は過去の発見や知識の上で生まれるという考え方ですので、あらためて先行研究を活用することの重要性を示しています。

通常の Google 検索でも論文を探せますが Google Scholar を利用すれば学術的なものに限定した検索が可能です。Google 検索と同様に、任意の単語を入力すれば、インターネット上で閲覧できる世界中の論文や書籍などを検索できます。J-STAGEと同様に分野が限定されていないため、さまざまな幅広い分野の文献を検索することができ、言語も問わないため、国内に限らず海外の文献を検索することが可能です。

③ PubMed（無料）

https://pubmed.ncbi.nlm.nih.gov/

PubMedは米国国立医学図書館（National Library of Medicine）の国立生物科学情報センター（National Center for Biotechnology Information）が作成している医学関連分野のデータベースです。世界

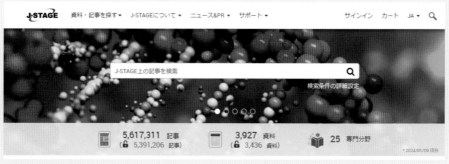

図1 J-STAGE

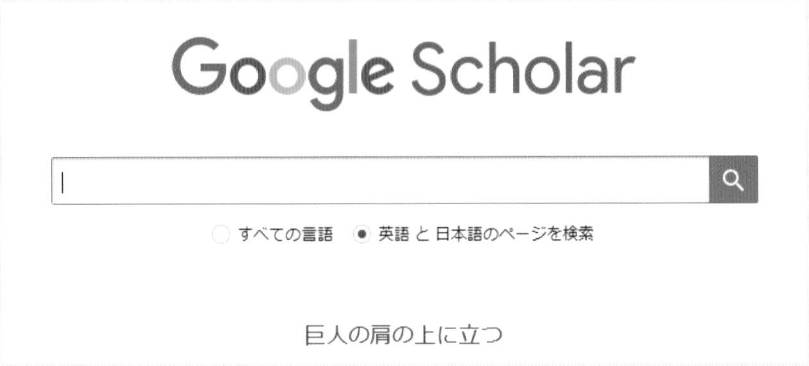

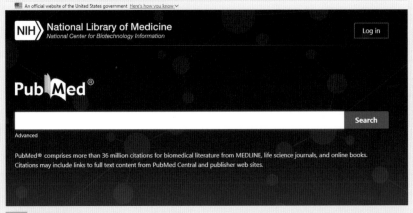

図2 Google Scholar

図3 PubMed

の主要な医学雑誌に掲載された学術論文を調べることができ、タイトル、著者名、雑誌名、抄録など、文献のデータを収録しています。英語で検索し、検索結果も英語で表示されますので、上級者向けの検索方法です。海外の主要医学系雑誌などに掲載された文献を検索することができます。

④医中誌 Web・医中誌パーソナル Web（有料）

医中誌 Web・医中誌パーソナル Web とは、特定非営利活動法人医学中央雑誌刊行会が提供する国内の医学文献情報のインターネット検索サービスです。医中誌 Web は教育機関・病院・企業などの法人向け、医中誌パーソナル Web は個人ユーザー向けのサービスです。契約方法や費用などは医学中央雑誌刊行会のホームページを参照してください。また、多くの大学で医中誌 Web は契約されていると思いますので、利用したい場合は、大学の教員に相談されるとよいと思います。

久保 善子

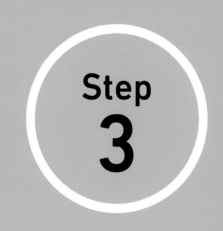

Step
3

学ぶべきポイントを
しっかり押さえよう！
データ活用の基礎知識

1 産業保健におけるデータには どのようなものがあるか

手元のデータをリストアップしてみよう

産業保健活動におけるデータの種類を理解することは、初心者の方々にとって非常に役立ちます。みなさんが担当する企業や事業所でどのようなデータが入手可能かを想像してみましょう。

産業保健には、個人の健康状態や職場環境に関するデータ、さらには企業全体の健康状態に関するデータなど、多様な情報が含まれます。これらのデータは、産業保健活動の基盤となる「5管理」（作業環境管理、作業管理、健康管理、労働衛生教育、総括管理）の視点からも分析することが可能です。また、自分の立場（企業所属、健康保険組合所属、外部業務委託など）によって異なるデータにアクセスすることもできます。

これらの多様なデータの組み合わせを考慮することで、最適なデータの取り扱い方法を見つけ出すことができます。データを効果的に活用するための第一歩は、手元にあるデータが何であり、どのようなデータを入手可能かを理解することです。

代表的なデータ

産業保健活動におけるデータの利用は非常に幅広く、さまざまな部門によって取り扱われています（表1）。これらのデータは企業の形態や特性に応じて異なりますが、その多様性を統合し、有効に活用することが重要です。部門間での理解と協力が、データの統合という目標を達成するための鍵となります。保有するデータを最大限に活用するためには、異なる部門が協力し合い、データの共有と分析を通じて、産業保健活動の質を高めることが求められます。

以下に、産業保健活動における代表的なデータの例を紹介します。

1）定期健康診断

定期健康診断のデータは、産業保健において非常に重要な情報源です。労働安全衛生規則に基づく項目は、基本的には毎年収集されるため、時間を追って変化を追跡できる経年データの宝庫ともなります。定期健康診断の項目を、あらためて一つひとつ丁寧に見てみましょう（表2）。あなたにもデータ活用のいろいろなアイデアが浮かんでくるはずです。

法定外項目として、事業場で独自に実施される健康診断の項目、例えばがん検診や人

学ぶべきポイントをしっかり押さえよう！ データ活用の基礎知識

表1 産業保健活動のデータのイメージ

種類		会社	産業保健	健保	社員
定期健康診断	法定	○	○		
	法定外	※1	※1		※1
特殊健康診断		○			
ストレスチェック		○	※2		
がん検診（受診有無）				○	
勤怠データ		○			
健康相談記録			○		
医療費（レセプトデータ）				○	
ライフログデータ（歩数、血圧、体重など）					○
特定健診＊・特定保健指導				○	

＊：高齢者の医療の確保に関する法律第 27 条により、保険者から 40 歳以上の労働者の健康診断など
　　の結果を求められたときは保険者に提供しなければならない（第三者提供に関わる本人同意は不要）
※1：取得に際して、労働者本人の同意が必要
※2：高ストレス者の把握に使用

表2 定期健康診断（労働安全衛生規則第 44 条）

事業者は、常時使用する労働者（第四十五条第一項に規定する労働者を除く。）に対し、一年以内ごと
に一回、定期に、次の項目について医師による健康診断を行わなければならない。

・既往歴および業務歴の調査
・自覚症状および他覚症状の有無の検査
・身長、体重、腹囲、視力および聴力の検査
・胸部エックス線検査および喀痰検査
・血圧の測定
・貧血検査（血色素量、赤血球数）
・肝機能検査（GOT、GPT、γGTP）
・血中脂質検査（LDL・HDL コレステロール、中性脂肪）
・血糖検査
・尿検査（尿中の糖および蛋白の有無の検査）
・心電図検査

間ドックなどは、産業看護職が把握しておくべき重要なデータです。これらの項目は、
産業看護職でも把握していないことがしばしば見受けられますが、これらの情報が見落
とされがちであるのは、産業保健にとって大きな損失です。社員の健康状態を正確に理
解するためにも、これらのデータを集め、活用する方法を探るべきです。「聞くは一時
の恥、聞かぬは一生の恥」です。人事総務担当者に積極的に問い合わせて、行われてい
る健康管理の全容をリストアップしましょう。

2) 特殊健康診断

　特殊健康診断は、作業環境や業務内容と健康上の問題との関連を評価するために行わ
れます。これらの診断は、特に有害な作業が従業員の体に及ぼす影響を理解し、健康障
害を予防する目的で実施されます。

しかし、特殊健康診断のデータ活用には障壁も存在します。多くがデジタルデータになっていないことが多く、そもそも物理的にアクセスすることと分析が困難になります。さらに、さまざまな健康診断を実施した機関による判定方法や基準の不一致も問題となっています。効果的な活用のためには、これらのデータを整理し、アクセスしやすい形に構築することが先決です。

3）ストレスチェック

ストレスチェックは、労働者のメンタルヘルスを定期的に評価し、一次予防を目的として個々にフィードバックを提供する重要なプロセスです。このチェックを通じて得られるデータは、職場のストレス要因を明確にし、それらを改善するための対策を立てるために不可欠です。

データ活用の観点からは、外部委託業者によるレポートだけを見て、データを活用しきれていない、ということはないでしょうか？ 実際の生データの分析を見てみましょう。健康診断の結果などとの関連を見ることもできます。データの深堀りにより、より具体的かつ効果的なストレス対策を講じることが可能となるでしょう。

4）面談記録

面談記録も、産業保健活動における重要なデータの一つです。日常で行うさまざまな面談では、従業員との関わりや相談内容を詳細に記録しているでしょう。集計・分析のためには記録方法のルール化が必要です。統一されたルールでデータ化された面談記録からは、以下のような情報を得ることができます。

・看護職ひと月当たりの面談者数
・保健指導の実施者数
・面談内容の内訳（身体疾患、メンタルヘルス不調など）

この記録を通じて、受診勧奨や保健指導実施の状況、各種健康相談の内容と頻度を把握できます。統一された記録方法を確立することで、面談者数や面談内容の傾向、保健指導の需要が定量的に分析可能になります。

また、近年では質的分析も広がってきています。インターネット上の生成系 AI に面談記録データを投入することは個人情報保護の観点から問題がありますが、学会ではテキストマイニングツール（例：KHcoder）を活用した質的分析を行い、面談記録からより深い洞察を引き出すことも発表されています。量的分析からは読み取れない、職場の健康状況に対するより具体的な対策や改善策を立案し、効果的な産業保健活動を提供するためのヒントを得ることも可能でしょう。

5）人事系データ

産業保健活動における人事系データとしては、勤怠データ、勤務形態、残業時間、職種情報などがあります。これらのデータは労働損失の評価や健康状態との関連分析に有用です。例えば、残業時間と健康問題の相関、勤務形態別の健康リスク評価、職種に応じた健康状態の分析、出勤状況と健康度の関連などが考えられます。

こうした情報は、アンケート調査や定期健診問診などで把握することも可能ですが、自己申告なので精度が低い可能性があります。正確な分析のためにはデータの精度向上

Step 3

学ぶべきポイントをしっかり押さえよう！ データ活用の基礎知識

が必要であり、個人情報の取り扱いについても同意取得やルール整備が必要です。これらのデータは通常人事部門が管理し、健康データとの統合には慎重なプライバシー保護の枠組み作りが必要です。

6）健保系データ

　健康保険組合の医療費データ（レセプト）も、産業保健活動の評価に非常に有効です。これには医療機関の受診履歴、処方された薬、実施された治療とその費用が含まれ、被保険者の健康状態や疾病の傾向を把握することができます。

　しかし、これらのデータを活用するには、データベースの整備とかなり高度な分析スキルが必要なことが課題になります。データヘルスの推進により、個々の健康データに基づく予防や健康増進策の展開が可能になり、健康保険組合と企業の協力（コラボヘルス）が重要視されています。今後、コラボヘルスのデータを活用することで、効果的な産業保健プログラムの設計と実施がなされることが期待されています。

産業保健データを活用する際に知っておくべき大切なこと

　ここに示したように、産業保健の現場で取り扱われるデータは多岐にわたります。所属する部門によって、アクセスできるデータの種類が異なることがあります。例えば、人事総務系部門、健康管理部門、健康保険組合など、それぞれ異なるデータセットへのアクセスが可能です。しかし、別の部門に存在するデータの利用には、個人情報の保護という高いハードルがあります。データの保存・保管が主目的であるため、分析に適した形式で提供されているとは限りません。データの統合や分析には特定の知識とスキルが必要ですが、これらを持つスタッフの不足も問題となっています。

　データ分析の成果の解釈も難しいことがあります。例えば、肥満者の割合が減少したとしても、企業の経営状況が悪化している場合、会社はその成果を評価しないかもしれません。企業は主に生産性向上と利益追求を目指しており、従業員の健康は間接的な関係にあると考えられていることが多いです。産業保健活動の成果が中長期的に現れることと、経営の短期的な成果が求められる現実との間には、しばしばギャップがあります。

　それでも、従業員の健康管理と健康増進は産業保健活動の重要な使命です。効果的な取り組みを行うためには、組織の健康度を産業保健データ分析によって合理的に評価し、取り組みの成果をデータで客観的に評価することが重要です。成果が経営層に認識されなければ、産業保健活動への理解が進まず、予算や部門を超えたデータ活用に影響が出る可能性があります。効果的かつ効率的な産業保健活動の実施には、産業保健データの積極的な活用が不可欠です。

　まずは手元の、最もアクセスしやすいデータを見つけ出してみましょう。それらの活用方法を検討することで、より効果的な産業保健活動が実施できる可能性が広がってくるはずです。

深井 航太

①

産業保健におけるデータにはどのようなものがあるか

2 研究デザインの種類と選び方

はじめに

研究を行う流れとして、多くの場合、最初にリサーチクエスチョンを設定し、その背景や意義を明確にした上で、それを明らかにするために研究計画を立てます。本稿では、どのような研究計画を立てるか、その主軸となる研究デザインについて解説していきます。

研究デザインの種類

研究デザインにはいくつかの種類があり、大まかに 表1 のように分類できます。まず大きな分類として、対象（集団）を観察するが介入を伴わない観察研究と、介入を伴う介入研究があります。さらに、観察研究には、記述的研究（記述疫学）と分析的研究（分析疫学）があり、前者は特定の問題に関連する対象の属性や発生時期、発生場所などの情報を観察・記述するものであり、後者は記述的研究から考察される仮説を検証するものです。そして、分析的研究には一時点で調査を行う横断研究や、複数回の調査を行う縦断研究があり、縦断研究には前向き・後ろ向きコホート研究などがあります。一方、介入研究は、介入時において介入群と非介入群を設けて対象者をランダムに割り付けるランダム化比較試験と、それを行わない非ランダム化比較試験に分類できます。以下にこれらを簡単に解説していきます。

表1 研究デザインの種類

観察研究 (observational study)	・記述的研究 (descriptive study) ・分析的観察研究 (analytic study) 　・横断研究 (cross-sectional study) 　・縦断研究 (longitudinal study) 　　・前向きコホート研究 (prospective cohort study) 　　・後ろ向きコホート研究 (retrospective cohort study)
介入研究 (interventional study)	・ランダム化比較試験 (randomized controlled trial) ・非ランダム化比較試験 (non-randomized control trial)

観察研究

1）記述的研究

まず、観察研究における記述的研究とは、特定の問題に関連する情報を観察・記述することで問題の実態や現状を把握するものです。例えば、職場でメンタルヘルス不調者が多く出ているなどがあった場合、メンタルヘルス不調者はどのような属性（性別、年齢など）か、どういう時期（繁忙期、閑散期など）に発生し、どういう場所（部署A、Bなど）で発生しているかなどを観察・記述します。これにより、問題の発生と関連する要因を考察し、仮説を設定することができます。例えば、属性や場所に関係なく、繁忙期でメンタルヘルス不調者が多く出るということがわかれば、長時間労働がメンタルヘルス不調と関わっているのではないかとの仮説を立てることができます。

2）分析的研究

横断研究

分析的研究における横断研究とは、ある一時点において、対象集団に対して調査を実施する研究デザインのことを言います。例えば、「労働時間とメンタルヘルスの関連」について調べたいとします。その際は、対象集団に対して、普段の労働時間やメンタルヘルスについて尋ねるアンケート調査を一度行います。これにより、対象集団の労働時間やメンタルヘルス不調者の実態や分布を明らかにするとともに、労働時間とメンタルヘルス不調との関連も分析することができます。

横断調査の利点として、一時点での調査であるため、前向きコホート研究や介入研究と比べて金銭的・時間的なコストが少なく、対象者の追跡がなく脱落が生じないなどが挙げられます。一方で、因果関係を明確にすることが困難だという欠点もあります。これは、横断研究は一時点の調査であるため時間的な前後関係がわからない、逆の因果関係や別の要因の存在（例えば、労働時間が長いほどメンタルヘルス不調者が多いのか、あるいはメンタルヘルス不調者ほど［生産性が落ちるために］労働時間が長くなるのかわからない）なども考えられるためです。

縦断研究

前向きコホート研究とは、対象集団に対してベースラインとなる調査を行い、その後、その対象集団を追跡してアウトカムの測定を行うものです。例えば、「休職の発生とそのリスクファクター」を調べたいとします。その際は、対象集団に対してベースラインとなる調査を実施し、リスクファクターとなる可能性がある因子を測定します。その1年後、または1年ごとに10年などの期間を決めて、休職の発生状況などに関する調査を実施します。これにより、例えばリスクファクターとして長時間労働が考えられ、労働時間が長い人ほど休職のリスクが高いなどを検討できます。

前向きコホート研究の利点は、横断研究と比べて、追跡期間内に生じたアウトカムの発生を調べることができ、時間的な前後関係を明確にできることです。一方、デメリットは、横断研究と比べて時間や費用といったコストが高く、特にアウトカムがまれであるほど（例えば、その職場に休職者がほとんど出ないなど）より大規模で長期的な研究

2

研究デザインの種類と選び方

が必要になることです。また、追跡時に脱落が生じる可能性もあります。

後ろ向きコホート研究は、すでに存在するコホートデータに検討したい要因とアウトカムがある場合、それを利用して行われるものです。つまり、調査項目の設定やベースライン、追跡がすでに完了しているものとなります。横断研究と比べて前向きコホート研究と同様の利点があり、かつデータ収集はすでに終了しているため、前向きコホート研究と比べて時間や費用のコストが非常に少なく済むという利点があります。一方、欠点として、既存のデータを利用するため測定などの計画を変更できず、分析できない要因があることなどが挙げられます。

介入研究

介入研究とは、対象者に対して、（アウトカムに影響を及ぼすと考えられる）何らかの介入を行い、アウトカムへの影響を調べるものです。例えば、横断研究や前向きコホート研究の結果、メンタルヘルス不調が問題となっており、それに長時間労働が関連していたとします。これに対して、業務量の見直しや残業規制といった職場環境改善（介入）を行い、その効果を検討するなどが挙げられます。

介入研究にもいくつかの方法があり、そのうち、対象者を介入群とコントロール（非介入）群にランダムに割り付け、介入の効果を検討するランダム化比較試験は、因果関係を明らかにする上で最も信頼性の高いデザインとされています。これは、ランダム化比較試験が選択バイアスや、介入に影響を及ぼす可能性がある交絡要因の影響を排することができるためです。

なお、産業保健現場でデータを取る場合、同じ職場の個人を介入・非介入群に分けることが困難なケースは少なくありません。このような場合は、個人ではなく、例えば会社に複数ある事業所、部署、班など特定の集団（クラスター）を対象に、介入群とコントロール群にランダムに割り付けて介入の効果を検討するクラスターランダム化比較試験を用いることができます。また、非ランダム化比較試験には、ランダム割り付けではないがランダム化比較試験に準じた割り付け（例えば、参加者IDが奇数の場合は介入群、偶数の場合はコントロール群に割り付けるなど）を行う準ランダム化比較試験、コントロール群を設けず同一の対象者の介入前後を比較する前後比較試験などもあります。

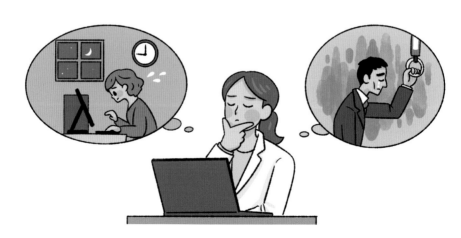

研究デザイン別の「研究報告の質を上げる」ための チェックリストの活用

研究デザインが決まったら、より詳細に研究方法を詰めていく必要があります。例えば、参加者やアウトカム、分析方法などについてです。その際、研究デザインによっては、研究報告の質を上げるためのチェックリストが作成・公開されているので、その方法部分を計画段階で考慮しておくと、結果としてより質の高い研究計画ができあがると考えられます。

観察研究（横断研究やコホート研究など）の場合は、STROBE（Strengthening the reporting of observational studies in epidemiology）声明、ランダム化比較試験の場合は CONSORT（Consolidated Standards of Reporting Trials）声明があり、いずれもウェブ上で公開されています[1,2]。

おわりに

以上で紹介した研究デザインは、研究実施においてよく用いられる主要なものとなります。産業保健現場のデータを測定、活用したい方々において、これらを知っておくことは、自身の研究の実施だけでなく、先行研究を読む際にも役立つと考えられます。研究実施の際は、研究デザインの特徴、利点・欠点をもとに、リサーチクエスチョンに適した研究デザインを選択する必要があります。なお、これら以外の研究デザインを知りたい方は、研究デザインの専門書も複数ありますので、ご確認いただければと思います。

参考文献
1) STROBE. Translations of STROBE Statement. 2024.
   https://www.strobe-statement.org/translations/
2) equator network. CONSORT 2010 Statement: updated guidelines for reporting parallel group randomised trials. 2023.
   https://www.equator-network.org/library/translations-of-reporting-guidelines/

池田 大樹

3 PICO/PECO を活用した仮説の立て方

はじめに

　研究や実践におけるデータ分析は、大きく、仮説を導くための探索的な分析（仮説生成型）と、仮説を検証するための分析（仮説検証型）の二つに分けることができます。本稿では後者の場合を扱います。みなさんは産業保健活動を行う中で、「この会社では○○の値が高い人がよく休むのかもしれない」「この部署は××が良いから、社員のパフォーマンスが高いのかもしれない」などの疑問を持つことがあるかもしれません。こうした疑問を、定式化された仮説に落とし込むことで、検証すべき点を明確にすることができます。また、その先にあるデータ収集、およびデータ分析をどのように行えばよいかの見通しもつけることができます。反対に、仮説が曖昧なままデータの収集・分析に進んでしまうと、途中で自分が何をやっているのかよくわからなくなってしまうことがあります。優れたデータ活用のためには、事前に明確な仮説を立てておくことが非常に大切です。本稿の内容を押さえて、身近な疑問を明確な仮説に変換することができるようになりましょう。

研究論文を見てみよう

　まず、明確な仮説がどのようなものか、自然科学領域の研究論文を例に見てみることにしましょう。ここでは、Nature のグループ誌である Scientific Reports に掲載された、クジラを対象とした論文を取り上げます[1]。この研究論文（以降「クジラ論文」と表記します）では、クジラ観察船の騒音がクジラ（ハクジラ）の母仔の休息・授乳行動に及ぼす影響を検証するため、スペインのカナリア諸島において行われた実験が報告されています。

　研究者らは、ガソリンエンジンを搭載した騒音の大きな観察船と、電気エンジンを搭載した騒音の小さな観察船を用意し、それぞれが航行した場合のハクジラの母仔ペアの行動を観察しました。その結果、ガソリンエンジンを搭載したクジラ観察船が航行した場合の母親は、クジラ観察船がいない場合と比べて、休息時間が平均29%、授乳時間が平均81%短かったことがわかりました。一方、電気エンジンを搭載したクジラ観察船が航行した場合は、クジラ観察船がいない場合と比べて、休息時間と授乳時間の有意な減少は見られませんでした。

学ぶべきポイントをしっかり押さえよう！ データ活用の基礎知識

以上の結果から、研究者らは、騒音の大きなエンジンはハクジラの行動により大きく影響するため、クジラ観察ガイドラインにエンジンの騒音レベルの最大値を定めて、クジラ類を攪乱する事態を抑制することを提案しています。

　この論文の序論には、研究仮説が以下のように記載されています。

……, *we tested the hypothesis that a whale-watch vessel with a low noise emission will not elicit short-term behavioural responses in toothed whales compared to a vessel with louder noise emissions.*（われわれは、騒音の小さなクジラ観察船は、騒音の大きな観察船と比較して、ハクジラの短期的な行動反応を誘発しないという仮説を検証した。）

　これを、わかりやすさのために変換すると、以下のようになります。

われわれは、騒音の大きなクジラ観察船は、騒音の小さな観察船と比較して、ハクジラの短期的な行動反応を誘発するという仮説を検証した。

　明確で、検証しやすい仮説になっていることがわかります。私たちが仮説を立てる際にも、同じように明確な仮説を用意する必要があります。

PICO/PECO とは

　仮説の設定に必要な要素を洗い出すキーワードとして、PICO（ピコ）もしくはPECO（ペコ）が知られています。それぞれ、仮説の設定に必要な4つの要素の頭文字をとったものになっています。

P：Participant（対象者）
I/E：Intervention/Exposure（介入／曝露、独立変数、説明変数、原因）
C：Comparison（I/Eと比較する対照）
O：Outcome（アウトカム、従属変数、目的変数、結果）

　この4つをうまく設定できれば、明確な仮説を立てることができます。研究デザインが介入研究の場合はI（Intervention）が要素となるのでPICOを、観察研究の場合はE（Exposure）が要素となるのでPECOを用います。なお、研究デザインについては別途解説されていますので、併せてご覧ください。 ☞ Step3-2 p.116-

　先ほど取り上げた「クジラ論文」では、PICO/PECOはどうなるでしょうか。この研究は、ガソリンエンジンと電気エンジンという2つの条件を用意した実験でしたので、意図的な介入という意味で介入研究に分類できます。したがって、PICOを用いるとよさそうです。

P：ハクジラの母仔
I：騒音の大きなガソリンエンジン
C：騒音が抑制された電気エンジン
O：休息時間・授乳時間

研究仮設の定式化

PICO/PECO を上手く設定できれば、仮説はもうほとんどできあがっています。あとは、PICO/PECO の各要素を特定の文章に当てはめる形で定式化するだけです。

・介入研究（PICO）の場合：I の場合は C の場合に比べて、P の O が（変化を表す動詞）
・観察研究（PECO）の場合：P において、E は、C と比べて、O の（状態を表す形容詞）
　と関連する

先ほどの「クジラ論文」の PICO を使用して、定式化された文章を見てみましょう。騒音の大きなガソリンエンジンの場合は騒音が抑制された電気エンジンの場合に比べて、ハクジラの母仔の休息時間・授乳時間が短くなる。

論文に記載されている実際の仮説と比較してみると、「短期的な行動反応を誘発する」という表現が、「休息時間・授乳時間が短くなる」という表現になり、よりわかりやすくなっているかと思います。

仮説を再確認したところで、「クジラ論文」の仮説、結果、結論を並べて見てみましょう。仮説から結論までが一貫した、優れた研究であることがおわかりいただけると思います。

・仮説：騒音の大きなガソリンエンジンの場合は、騒音が抑制された電気エンジンの場合に比べて、ハクジラの母仔の休息時間・授乳時間が短くなる。
・結果：ガソリンエンジンの場合は、休息時間が平均 29%、授乳時間が平均 81% 短かった。電気エンジンの場合は、休息時間と授乳時間の有意な減少は見られなかった。
・結論：騒音の大きなエンジンは、ハクジラの休息時間・授乳時間を短くする。

観察研究（PECO）を用いた仮説の定式化の例

「クジラ論文」は介入研究の例でしたので、観察研究における例も紹介したいと思います。ここでは、筆者が発表した研究から、スマートフォンゲームアプリ「Pokémon GO」と労働者のメンタルヘルスとの関連を検証した研究を取り上げます[2]。この研究では、労働者の既存コホートを用いて、Pokémon GO を継続して 1 カ月以上プレイした経験のある労働者（n = 246、9.7%）と、それ以外の労働者（n = 2,284、90.3%）における、Pokémon GO がリリース（2016 年 7 月）された前後の心理的ストレス反応の変化を比較しました。

この研究の PECO は次のように設定できます。

P：労働者（民間・公的機関に雇用されている正社員・正職員）
E：Pokémon GO を継続して 1 カ月以上プレイする
C：Pokémon GO を継続して 1 カ月以上プレイしない
O：心理的ストレス反応

これを、定式化された文章に当てはめると、以下のようになります。
労働者において、Pokémon GO を継続して 1 カ月以上プレイすることは、Pokémon GO を継続して 1 カ月以上プレイしないことと比べて、心理的ストレス反応の減少と関連する。

分析の結果、Pokémon GO をプレイしなかった労働者においては心理的ストレス反応がほとんど変化しなかったのに対し、Pokémon GO をプレイした労働者の心理的ストレス反応は減少（改善）していました。この変化の差が有意であったことから、私たちは、Pokémon GO をプレイすることが労働者の心理的ストレス反応の改善に有効かもしれないと結論づけています。

おわりに

本稿では、PICO/PECO を活用した明確な仮説の立て方について、例を用いながら解説しました。ぜひ、みなさん自身の疑問で、同じように PICO/PECO を設定してみてください。最初は、PICO/PECO をきれいに設定することが難しいと感じるかもしれません。可能なら、経験のある方に見てもらいながら修正し、繰り返し挑戦してみましょう。

なお、1 つの研究につき PICO/PECO は 1 つのみにしておくことが重要です。もちろん例外はあります。例えば「クジラ論文」では、O（アウトカム）に休息時間と授乳時間の 2 つが挙げられていたので、正確には 2 つの PICO を扱っていることになります。また、要因間の直接的な関連や因果関係を検証するのではなく、修飾効果や媒介効果を検証したい場合などは、PICO/PECO だけでは仮説を立てることができません。

読者のみなさんの中には、「あれも、これも、包括的に検討したい」というニーズを持っている方がいらっしゃるかもしれません。しかし、特に初学者の場合は、複雑な効果やいくつもの仮説を検証していると、途中で混乱が起きやすくなってしまいます。初めのうちは、わかりやすい研究から始めることがお勧めです。扱いたい疑問に優先順位をつけ、PICO/PECO を順番に設定し、検証するようにしましょう。

なお、本稿で解説した内容は、日本産業衛生学会の会員向けに配信されている動画でも解説されています[3]。動画を視聴するには、日本産業衛生学会に入会いただき、学会ホームページの「会員ページ」にログインする必要があります。日本産業衛生学会学術委員会の活動として、「産業保健職の研究活動入門」というタイトルで、研究活動の基礎的な内容を動画で解説していますので、学会員のみなさまはぜひご覧ください。

引用文献
1) Arranz, P. et al. Decreased resting and nursing in short-finned pilot whales when exposed to louder petrol engine noise of a hybrid whale-watch vessel. Scientific Reports. 11 (1), 2021, 21195. doi: 10.1038/s41598-021-00487-0.
2) Watanabe, K. et al. Pokémon GO and psychological distress, physical complaints, and work performance among adult workers: a retrospective cohort study. Scientific Reports. 7 (1), 2017, 10758. doi: 10.1038/s41598-017-11176-2.
3) 公益財団法人日本産業衛生学会 会員ページ.
https://www.sanei.or.jp/member/index.html（2024 年 1 月 9 日閲覧、閲覧には日本産業衛生学会への入会が必要）

渡辺 和広

4 データを集めて、処理して、保存しよう！

はじめに

　産業保健現場でデータの活用を考える場合に、どんなグラフを作ろうか？ 見やすいプレゼンはどうすれば？ などといったところに目が行きがちです。ただ、それらはデータがあってこそという面もあります。以下に、地味ですが大切なデータの考え方について、集める・処理を行う・保存するの3段階を解説していきます。

データの集め方

　産業保健現場でデータを集める場合、いろいろな困難が発生します。起こりうるものとしては、データを入手する許可が下りない、データの集め方に問題があり使い物にならないなどがあります。許可が下りない場合には、担当者との信頼関係の構築を頑張ったり、偉い人と仲良くなったり、技術とは関係ない部分での取り組みが必要となることもあります。ここでは、データの集め方に問題があるケースを考えてみましょう。

　何らかのファイルとしてシステムから出力されたデータを扱う場合は問題にはなりませんが、アンケートの記入や紙のデータ入力など、作業を伴うデータ収集の場合は、気を付けていないとそのままでは使えないデータが集まる可能性があるので注意が必要です。そのままでは使えないデータの例として、誤入力が多発しているデータが挙げられます。数字しか入ってはいけないはずの場所に文字が入力されている場合などが該当します。これを予防するためには、バリデーションを考える必要があります。

　バリデーションとは、それほど難しい話ではなく、例えば郵便番号を入力してもらう場合は7桁の数字しか受け付けないようにする仕組みを利用することが該当します。エクセルなどの表計算ソフトウェアにはその機能が搭載されているので、積極的に利用していきましょう。アンケートフォームを作成するソフトで簡単なバリデーションつきの入力画面を作成したりすることも可能ですので、みなさんの環境に合わせてツールを使いこなしてみてください。

　研究で利用するデータを取得する場合は、すでに開発された尺度や質問紙、広く使われている問診票を利用することが、質の高い研究を行うためには必須であることが多いです。質問紙の開発や正確な情報を取得するために気を付けなければいけないことなどについて、さらに学びたい方には p.127 に示す参考資料1がおすすめです。

データの処理を行う

　手に入れたばかりのデータは、何らかの加工を行わないと、得られる情報は限定的です。データサイエンスの世界では、データを使うために加工することを前処理と呼びます。「データ分析は前処理が8割」といった格言があるほど重要な概念です。ただし、ここで詳しく解説することは誌面の都合上難しいので、どのようなツールが利用できるかについて言及しておきます。

1）エクセル（Power Query）

　産業保健分野の実務において最も利用されているのはエクセル（あるいは Google Spread Sheet）などの表計算ソフトだと考えます。ただし、エクセルでのデータ加工は再現性の担保が難しいことがあります。再現性とは、同じデータから同じ結果にたどり着くことです。今やっているデータの加工を、5年後に同じ人がやって、全く同じ結果にできるのであれば、再現性が担保されていますが、そうでない可能性が高いのであれば、再現性に問題ありとなります。Power Query と呼ばれる機能がエクセルにはあり、こちらは作業手順を記録することで再現性を担保できるため、勉強してみてもよいかもしれません。

2）R言語と Python

　数百万行のデータや、数百個のファイルをまとめるなど、手間がかかる加工を行わなければいけない状況に置かれている方には、スクリプト（プログラム）で加工する方法を取ることを強くお勧めします。代表的なものとしてはR言語や Python があります。どちらも無料で、使いこなせれば非常に強力です。教えてくれる人が近くにいるなら、比較的楽に習得できるかもしれません。R で前処理を行いたいという方に向けた参考資料として、参考資料2や著者が書いた3などがあります。

再現性はなぜ大切か

　算数の問題で答えだけが書かれていても、その答えに正しい方法でたどり着いたかどうかを確認できるのは、途中の計算式が残されている場合です。同じように、前処理の工程を記録することができれば、間違いに後から気づいたり、人数や対象を変えて再度処理を行うことが簡単にできるようになります。これは、作業時間の大幅な短縮になります。また、再現性は突き詰めると分析の自動化にもつながります。

　複雑な処理でなければ、エクセルを利用して自動化することも可能です。日本産業衛生学会の会員向けページで公開されている動画で、著者がエクセルでの自動化の解説を行っています[4]。

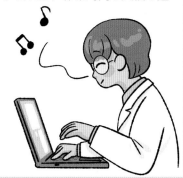

3）統計ソフト

STATA、SPSS、SAS などの統計ソフトでもデータの加工を行うことができます。コマンドを入力してデータ処理を行える統計ソフトは、再現性という点でも問題ないため、職場で統計ソフトが導入されていれば、そのソフトを勉強してもよいかもしれません。ただし、R や Python は無料で利用できますが、統計ソフトは有償です。予算が限られている場合には少し導入が難しいかもしれません。

データを保存する

加工したデータの保存は、ファイルとして保存されている場合が産業保健の実務では一般的です。環境が整っているところでは、Access や FileMaker などのソフトを導入して、データベースにデータを 1 カ所にまとめているケースもあるかもしれません（SQL や RDB に詳しいという方は本稿の対象外です）。

データの保存を考える上で、データベースを構築できれば理想的ですが、データの更新や保守などに工数が必要となります。一人職場が多い産業保健の現場では、「前職がSE でその仕事をしていました」というレアな人を除けば、あまりお勧めできません。

データの前処理をスクリプトとして記載することができれば、元のデータから加工後のデータにまでかかる時間は、よほど複雑な処理や、大量のデータを扱わない限り、長くても十数秒でしょう。少人数の産業看護職の現場では、加工後のデータを保存するよりも、加工前のデータと処理工程をセットで保存しておけば、再現性を確保できます。保存するべきは加工した後のデータではなく、加工する工程の内容です。

元となるデータがあり、その元データを加工する工程が残っていれば、結果は再現されます。分析結果には、元データと処理工程をセットで残すことができれば、後々のミスの確認、自動化などを含めて用途が広がるため、ぜひ意識してみてください。再現性を担保して R 言語を利用した前処理とデータの活用の例は参考資料5に著者が公開しています。

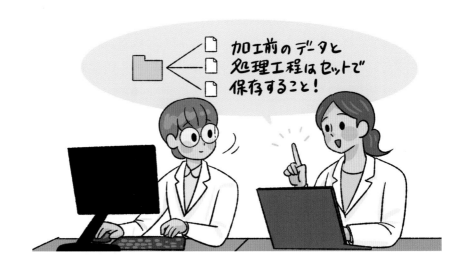

Step 3

学ぶべきポイントをしっかり押さえよう！ データ活用の基礎知識

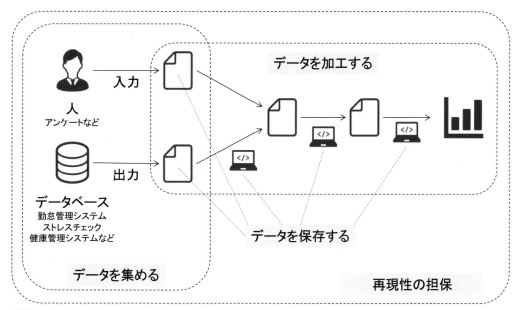

図1 再現性を担保してデータを扱うイメージ

まとめ

　この記事では、「データの集め方、処理を行う、保存する」をテーマに考え方を解説しました。まとめると、**図1**のようなイメージです。このとらえ方で業務に関わるデータを保存しておくと、新たにデータが追加されたときに、楽に新しいデータで結果を再現できます。もちろん、できるようになるためには勉強が必要ですが、手作業だけでは不可能なことができるようになり、業務の効率化につながるため、そのメリットは計り知れません。取り組んでみたいという方は、R 言語や Python などの、スクリプトでデータ加工ができる方法をぜひ学んでみてください。

参考資料
1) Streiner, DL ほか. 医学的測定尺度の理論と応用：妥当性、信頼性からG理論、項目反応理論まで. 木原雅子ほか訳. 東京, メディカルサイエンスインターナショナル, 2016, 408p.
　↑アンケートできちんと測定したいものを測定するために必要な考え方が記載されています。最初の数章だけでも読む価値があります
2) 松村優哉ほか. R ユーザのための RStudio［実践］入門：tidyverse によるモダンな分析フローの世界. 改訂2版. 東京, 技術評論社, 2021, 296p.
　↑R言語の入門書としておすすめです
3) 西田典充. R でらくらくデータ分析入門：効率的なデータ加工のための基礎知識. 東京, 技術評論社, 2022, 352p.
　↑R言語でデータ加工に特化した内容の書籍です。本稿の著者が書いた本です
4) 日本産業衛生学会学術委員会「産業保健現場と研究のギャップ解消」グループ. 日本産業衛生学会若手研究者の会が作成した学会会員向け動画.
https://www.sanei.or.jp/member/info/video/index.html
　↑会員のみアクセスできるページですが、2023年10月現在で3本の動画が公開されています。そのうちの1本で、エクセルのピボットテーブルを利用してデータ分析を自動化する試みについて、本稿の著者が解説しています
5) 死亡災害オープンデータの前処理の例（Github で著者が公開）.
https://github.com/ironwest/sibou-saigai
　↑職場のあんぜんサイトから1991年から2022年までの Excel ファイルをダウンロードして表記ゆれなどを修正し、一つのファイルにする工程を R 言語で処理した実例です

西田 典充

④

データを集めて、処理して、保存しよう！

5　アンケートの作成方法

はじめに

　データを得る方法の一つに、質問用紙や質問票を用いてアンケートを取るという方法があります。アンケートにより得られるデータとしては、実態や状況の把握（例：職場で腰痛に悩まされている人は何％いるか）や、何らかの改善策や介入を行った場合の効果の検証（例：職場で腰痛体操を実施した前と後で、腰痛を訴える人が何％変化したか）などがあります。本稿ではこのアンケートを作成する方法と注意点について解説します。

どんなアンケートが必要か

　アンケート内容を考える前に、まずご自身が調査したい内容について、参考となるような先行研究や、ほかの施設などで行われた調査結果がないか調べてみましょう。先行研究がある場合や、さまざまな施設で同様の調査が行われている場合、ご自身の調査の参考になることはもちろんですが、それら先行研究などで既存の調査項目や尺度が用いられていれば、ご自身の調査にも活用できる可能性があります。すでに広く用いられている既存の質問項目を使用することで、他の研究結果との比較をすることができますし、ご自身でアンケートを作成する必要がなくなります。ただし、既存の調査項目や尺度を使用する場合は内容を少しでも変更してはいけませんので、ご自身が行いたいアンケートと質問内容が完全に一致しなければ用いることができません。一致しない内容があれば、ご自身でアンケート内容を考え、独自に作成するほうがよいでしょう。

信頼性と妥当性

　ご自身で独自にアンケートを作成する場合、その信頼性と妥当性について十分に検討する必要があります。信頼性とは、質問から得られる結果を安定して測ることができているかどうか、妥当性とは、知りたいことがその質問で正しく測れているかということを意味します。この信頼性と妥当性の検討に多くの時間と労力を要することが多く、ひいてはアンケートの作成までに長い時間が必要となります。信頼性と妥当性の詳しい検討方法についてはここでは割愛しますが、少なくとも以下に示すアンケートの作成方法と注意点については、十分に確認を行いましょう。

　表1に、既存の先行研究などの質問内容を用いる場合と、ご自身で独自にアンケート

Step 3　学ぶべきポイントをしっかり押さえよう！ データ活用の基礎知識

表1 既存の先行研究などの質問内容と、独自に作成した質問内容の利点・欠点

質問内容の種類	利　点	欠　点
既存の先行研究などの質問内容	・先行研究結果と比較できる ・質問内容の作成が省略できる	・国外で開発された質問内容の場合、文化的側面には不向きな場合が多い ・自分が調べたい項目が含まれていないことがある
独自に作成した質問内容	・文化的側面を反映させることができる ・自分が調べたいことを質問内容に反映させることができる	・先行研究との比較はできない ・質問内容の作成に時間と労力が必要

（文献1より一部改変）

（質問内容）を作成する場合との、それぞれの利点・欠点について示しました[1]。

アンケートの内容

1）教示文（説明）

アンケートを作成する際、質問項目を記載し始める前に、まずアンケート内容の説明を示さなければいけません。これを「教示文」といい、どんなアンケート内容なのか、その目的は何なのかなどについてわかりやすく記載します。具体的には、「○○についてお尋ねします」「△△を明らかにすることを目的にアンケートを実施させていただきます」などの記載例が挙げられます。

また、アンケートの回答方法が自由記載（自分でコメントを記載する）形式なのか、選択肢を選ぶ形式なのか、選択形式なら単一回答（複数の選択肢から1つだけ選ぶ）なのか、複数回答可（1つ以上、当てはまるだけ選んでよい）なのかなど、そのアンケート内容が全て同じ回答方法ならば、それについても教示文中で示すとよいでしょう。質問によって回答方法や選択できる数が異なる場合は、それぞれの質問文ごとに記載します。さらに、「現在のあなたの状態についてお答えください」「過去1カ月のあなたの体調についてお答えください」などのタイムフレームも必要に応じて示しましょう。

2）質問文

次に、各質問文を記載します。質問文は簡潔に、かつ明確に聞きたい内容を示すことが重要です。次項の「アンケート作成時の注意点」に詳しく示しますが、質問文があいまいな表現であったり、個人の主観で異なる捉え方ができてしまうような表現であったりすると、本来聞きたいことが回答として返ってこない場合が多々ありますので、注意が必要です。

質問項目は回答する人がスムーズに答えられるように、質問の流れを意識して順番を考えます。例えば、最初の質問で「あなたは腰痛がありますか？」と聞き、次の質問で「あなたは頭痛がありますか？」と聞いたのに、さらに次の質問では「あなたの腰痛はどのくらいの頻度で起きますか？」と聞くと、回答者は腰痛の話題から頭痛の話題に移った後で、また腰痛のことを考えなければいけません。一般的に考えて、腰痛の話を一

通り聞いた後に頭痛の話に移ったほうが、回答者は答えやすいでしょう。回答する人の思考を意識して質問項目を考えることが大切です。

なお、教示文で回答の選択方法や選べる選択肢の数を示していたとしても、質問文に再度記載することもあります。特に、1つだけ選んでもらうはずの選択肢に2つ以上の選択をされてしまうと、その回答は無効となってしまいますので、そのような事態を避けるために、あらためて「1つだけ選んでください」などと質問文の最後に記載することはよくあります。

3）選択肢

質問文の後には、都度選択肢を記載します（回答が選択形式であることを前提に解説します）。選択肢の種類としては、「はい」「いいえ」や「ある」「なし」などの「二項回答法」のほか、「腰痛」「頭痛」「腹痛」「歯痛」など複数の選択肢を示す「多項回答法」があります。どちらの回答法も、当てはまる選択肢がないという事態が生じうる場合は、「その他」という選択肢を設けるといいでしょう。

例えば痛みの頻度について「毎日」「時々」「ごくたまに」「ほとんどない」などといった選択肢を設けることがあると思います。程度や頻度を訪ねる選択肢は「評定法」といって、この場合は質問文に「最も当てはまるものを選んでください」などと記載することが一般的です。年齢など数字を答えてもらう場合は、直接数字を記載してもらう方法もありますが、「20歳代」「30歳代」「40歳代」「50歳代」などとカテゴリー化して選択肢にしたほうが、後から統計処理する際に手間が省けます。

アンケート作成時の注意点

アンケートを作成する際に気を付けるべきポイントを以下に示します[2]。

1）質問文は簡潔に

聞きたいことを簡潔な文章で表します。長いと回りくどくなり、答える側が読み飛ばしてしまったり、意味を取り違えてしまいかねません。

2）対象者が理解できる言葉を使う

専門的な用語や難しい表現は避けるようにします。対象者にあった言葉選びをするように心がけましょう。

3）意味や範囲を明確に

対象者によって意味がさまざまに解釈されてしまうような表現や、時間・範囲があいまいな表現は、信頼性や妥当性に欠けてしまいます。明確かつ具体的に示すことを意識しましょう。

悪い例：あなたは時々頭痛がありますか？

良い例：あなたは週1回程度の頭痛がありますか？

4）誘導的な質問をしない

質問文の中に何らかの価値観を含むような表現を入れると、対象者によってはその価値観に影響された回答となってしまい、中立性が保たれなくなってしまう場合がありますので注意しましょう。

Step 3

学ぶべきポイントをしっかり押さえよう！ データ活用の基礎知識

悪い例：睡眠前のスマートフォン使用は睡眠に悪影響だと言われていますが、あなたは寝る
　　　　　　　何分くらい前までスマートフォンを使用していますか？

　　　良い例：あなたは寝る何分くらい前までスマートフォンを使用していますか？

5）1つの質問で複数のことを聞かない

　複数の要素が1つの質問に入ると、それぞれについて回答が異なる場合にどう答えればいいかわからなくなってしまいます。1つの質問には1つの要素のみ入れるようにします。

　　　悪い例：日常的な頭痛や腰痛がありますか？

　　　良い例：・日常的な頭痛がありますか？

　　　　　　　・日常的な腰痛がありますか？

6）個人情報に触れる質問は最小限に

　プライバシー保護の観点から、個人情報に関する内容は必要最小限にとどめます。例えば、年齢は質問内容に必要だとしても、生年月日は多くの場合不要でしょうから、質問内容に入れないようにします。

　調査の目的に合わせてアンケートを作成しながら、その質問内容が本当にご自身の調査に必要か、質問文にわかりづらい表現や不適切な表現がないか、ご自身が聞きたい内容について的確に回答してもらえる質問文・選択肢かなど、繰り返し確認し、修正を重ねる作業が重要となります。

参考文献

1）　土屋雅子. 看護・医療系スタッフのための質問紙作成ワークブック. 改訂第2版. 東京, 診断と治療社, 2023, 160p.

2）　酒井隆. 図解 アンケート調査と統計解析がわかる本［新版］. 東京, 日本能率協会マネジメントセンター, 2012, 320p.

荒川 梨津子

5

アンケートの作成方法

6 統計解析の基本

統計とは

　統計とは、文字通り「統すべて計はかる」ことを意味しています。「統べる」は、「多くのものを一つにまとめる」という意味であり、「計る」は「ある基準をもとにして物の度合いを調べる」という意味です。つまり、「ある基準をもとにして多くの情報を一つにまとめる」という意味になります。

　そして、記述統計とは、実際に獲得したデータからその集団の特徴を「統計のための指標」を用いて客観的、効率的に「記述」するための方法のことです。それにより、対象とした集団の特徴を簡便に把握することが可能になります。

　例えば、東京都民など大きな集団になれば、実際に得られるデータも大きくなります。その大きな集団のデータそのものを見せられても、どのような集団なのかイメージがつかめません。そこで、年齢などの「平均値」を用いることで、非常に大きな集団である東京都民の年齢の「特徴」を一つの数字で把握できます。

　なお、記述統計に関連して「推測統計」というものもあります。これは、実際に獲得したデータを基に、その集団が所属するもっと大きな集団の特徴を「推測」するものです。例えば、家計調査や労働力調査などの標本調査（サンプル調査）が該当します。

記述統計に用いる主な指標

　特徴を知りたい対象の集団のデータを解析する際には、いくつかの指標を用いると便利です。これらの指標を適切に活用することで、その集団の特徴をいくつかの数値で効率よく把握することができるからです。

　以下に指標となる主な代表値を紹介します。

①**平均値：**標本集団のデータの総和を標本数で割った値

②**中央値：**標本を大小順に並べて50％点（＝中央）にあたる値

③**最頻値：**頻度が最も高い値

④**4分位：**データを小さい順に並び替えた場合にデータの数で4等分したときの区切り値

⑤**範囲：**最大の値から最小の値を引いた値

得られたデータを確認する際に注意すること

データの性質や特徴によって、その後の分析で用いる統計方法が変わってきます。その際に確認するポイントがいくつかありますが、まず以下の3つを把握しておくと、比較などで用いる統計方法がおのずと決まってきます。

1) 変数の種類

変数が数値なのかあるいは数値ではないかによって2つに分類されます。

①数量データ（連続変数）

具体的な数値で表現される変数です。例えば身長や体重、年齢などは数値で表現されます。

②カテゴリーデータ（質的変数）

数値以外で表現される変数を指します。さらには尿蛋白の（−）（±）（＋）（2＋）（3＋）などのように順序づけられた「順序変数」、性別の男性・女性、ABO血液型のA、B、O、AB型のように順序の関係がない「名義変数」があります。

2) 変数の分布（変数のばらつき）

統計では、ばらつきの様子や程度を「分布」といいます。個々のデータはいろいろな値をとります。そのため、データのばらつきの様子やその程度をグラフや数値を用いて表現することにより、データの全体像を把握することができるため、ばらつきを調べることは大変重要です。さらに、ばらつきの程度によっては分析に用いる統計方法が異なることがあるため注意が必要です。

分布を表す代表的な指標「代表値」を考えてみましょう。ヒストグラムを作成すると適切に分布が把握できます。参考に年齢分布の例を示します（図1）。3つの「市」の年齢分布を示していますが、B市は「真ん中」の値を境に左右対称の分布をしています。一方で、A市は右に偏る（高齢者が多い）分布を示しており、C市は2つの「峰」を認める（若者と高齢者が多くて中間の中年層が少ない）分布になっています。B市の分布

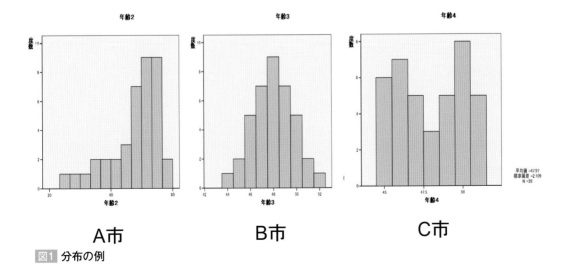

図1 分布の例

を「正規分布」と呼び、A市やC市の分布は「非正規分布」と呼びます。

3) 対応の有無

　対応とは、2つのデータが全く独立した集団のものか、あるいは同じ対象者を2回以上測定した同じ集団のものかということです。「対応がない」場合は独立した全く別の集団の比較を意味し、「対応がある」場合は同じ対象者の複数の測定結果を比較することを意味します（図2）。

2つの群の変数の比較

　独立した2群の変数の比較について考えてみましょう。これまでも説明したように、比較する変数には数量データ（連続変数）とカテゴリーデータ（質的変数）の2種類があります。対象とする変数の種類によって実際に使用する統計の種類が異なります。

1) 数量データ（連続変数）の場合

　独立した2群間の数量データの母平均の差の検定には「Studentのt検定」を用います。この場合の数量データは正規分布を示していることが前提になります。一方で、正規分布を示していない非正規分布の場合には、データを順位に置き換えて有意差を検定する「マン－ホイットニーのU検定（Mann-Whitney U test)」が用いられます。

2) カテゴリーデータ（質的変数）の場合

　独立した2群間のカテゴリーデータの割合の差の検定には「カイ二乗検定」を用います。カイ二乗検定は、カイ二乗分布を利用する検定方法の総称です。これは、クロス

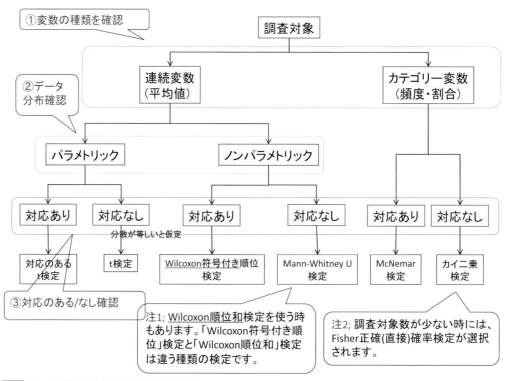

図2 3つのポイントを利用した検定方法のフロー

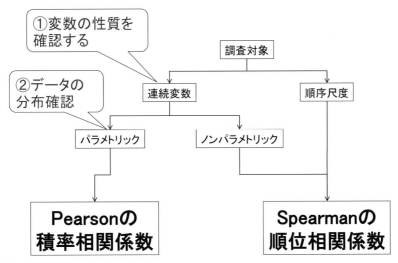

図3 相関の検定方法

集計表で表されるカテゴリーデータの頻度（度数）について、偏りがあるかどうかを調べる手法です。具体的には、理論的に予想されるデータの分布と実際に観測されたデータの分布がほぼ同じかどうかを検証します。検定を行う際は、まず帰無仮説と対立仮説を立て、有意水準とカイ二乗値を決定します。その後、棄却ルールを決め、判定を行います。

2つの変数の関係

2つの数量データ（連続変数）が、規則性を持って、同時に変化していく性質を「相関」と呼びます。散布図を用いると、2変数間の相関関係を視覚的に見ることができます。散布図により「正の相関」「負の相関」そして「相関なし」をおおむね確認することはできますが、統計学的手法を用いて検定することができます。その検定を「相関分析」と呼びます。

相関分析の方法には、変数の性質（分布）により2種類あります。正規分布を示す変数に関しては、パラメトリック検定である「ピアソンの積率相関係数」を用いて相関係数を求めることができます。しかし、データの正規性が得られず，非正規分布を示す変数に関しては、データに順位をつけて比較するノンパラメトリック検定である「スピアマンの順位相関係数」を用います（図3）。相関係数は「相関の強さ」を示しており、たとえ統計学的に有意であっても相関係数（r）が小さいと「弱い相関」という解釈になります。

横川 博英

7 エラー・バイアスと その制御法

産業保健活動と疫学研究

　産業保健の現場では、研究ではなく実践活動を行えば、難しい疫学を知る必要はないという考え方もあります。確かに、疫学を扱わなくても実践活動を行うことは可能ですが、産業保健活動の基本は計画 – 実行 – 評価 – 改善の PDCA サイクルであり、これは疫学と関係しています。また、近年、多くの企業が健康経営に必要な産業保健活動に積極的に取り組んでいます。従業員の健康状態を調査し、健康状態の曝露因子（関連因子）を特定することは、健康対策や予防活動を推進するための根拠となります。これらの調査（研究）は、疫学における観察研究に属します。そして、健康経営の実現のために従業員の健康状態を改善すべく各種保健プログラムを実施することは、疫学では介入研究と呼ばれます。まとめますと、産業保健活動の分野で行われた全ての調査や実践の骨格は疫学研究であるといえます。本稿では、エラーやバイアスを知り対処することの重要性について解説します。

産業保健活動とエラー・バイアス

　なぜエラーやバイアスを知り、対処することが重要なのでしょうか？ まずは疫学研究の本質を理解することが重要です。疫学研究は、**図1** [1] に示すように、観察集団（標本）について得られた結果（観測値）から、母集団の未知の真実（真の値）を推論することです。この過程は、母集団への一般化・普遍化ともいい、標本の結果が母集団を代表しているかどうかを見るものです。保健プログラムの真の有効性を評価することも同様です。つまり、産業保健活動（疫学研究）の観測値や保健プログラムの効果が信頼できるかどうか、妥当かどうかを知りたいのです。

　このとき、ダーツの例がよく使われます。ダーツの真ん中の「的」は物事の真の値であり、「矢」は調査の対象者（標本）を通して得られた観測値で、それを分析することにより真の値を探ります。しかし、その「矢」を放つ人の技量によっては、「矢」はなかなか「的」に当たらないことがよくあります。標本選定（サンプリング）とデータ収集の場合も同様で、知らず知らずのうちにさまざまなエラーやバイアスが入り込んでしまいます。

　別の例を挙げますと、メガネが曇ると見たいものが見えにくくなる、場合によっては

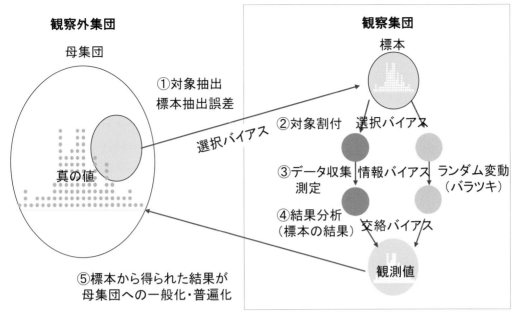

図1 研究調査の母集団と標本 　　　　　　　　　　　　　　　　（文献1より改変）

見えなくなるように、真の値と完全に乖離してしまうことがあります。ヒト集団を調査（研究）の対象とする場合、何らかのエラーやバイアスが存在するのが普遍的であることに留意しておく必要があります。

エラー・バイアスの重要性

　より良い産業保健活動を行うためには、エラーやバイアスに関する知識を身につけることが非常に重要です。その理由は2つあります。まず、実践活動を評価するとき、どこに問題があったのかを分析するためにはエラーやバイアスの知識が必要で、正しい評価は次のPDCAサイクルにおける改善のための重要なヒントを与えてくれるからです。産業保健研究においては、エラーやバイアスを詳しく認識し、きめ細かく対応する必要があります。

　二つ目は、産業保健スタッフが社内報告のみならず、学会やセミナー、報告会などに参加し、他社（人）の調査（研究）や実践報告を聞く機会が多いことにあります。他社（人）の発表や報告をうのみにするのではなく、常に批判的吟味を行うことが正しい姿勢です。批判的吟味とは、発表・報告されたデータや結果の信頼性・妥当性を評価することで、エラー・バイアスの概念がよく使われます。

エラーとその対処法

　偶然誤差（エラー、Error）はランダムに発生するのでランダム誤差とも呼ばれ、結果の精度（信頼性・再現性）と関係します[2]。疫学研究では必ず発生し、方向性がない、すなわち原因が特定できないという特徴があります。母集団から標本を抽出する際に生じる誤差を標本抽出誤差といい、個々のサンプルを測定する際に生じるバラツキを観測

値の非標本誤差（ランダム変動）といいます。バラツキは観測値の平均値（mean）の標準偏差（SD）で表されます。標準偏差が大きいほど、観測値のバラツキが大きくなり、結果として観測値の信頼性が低くなります。標本抽出の改善や標本の数（サンプルサイズ）を大きくすることが対策となり、理論的にはサンプルサイズを大きくすればバラツキはゼロになりますが、実際にはバラツキをなくすことはできません。適切なサンプルサイズ、すなわち、産業保健活動を実施する前に何人の対象者を含めるべきかという問題に常に直面します。サンプルサイズの決定は研究デザインと統計分析に依存するので、フリーソフトウェアの「GPower」[3]や「PS」[4]を用いたり、関連書籍[5]を参照する、あるいは疫学や統計の専門家に相談することが望ましいです。

バイアスとその制御法

バイアス（Bias）は系統誤差（Systematic error）とも呼ばれ、結果の正確度（妥当性）と関係します[2]。データの偏りという意味でもよく使われますが、観測値と真の値とのズレのことです。特徴として、一定の方向性があり、すなわちその原因の特定ができます。バイアスには多くの種類がありますが、代表的なものは選択バイアス、情報バイアスと交絡バイアスです。これらのバイアスが産業保健活動の結果に何らかの影響を与えることを知り、計画段階や統計解析を通じてバイアスを制御することが PDCA サイクルを回す要となります。しかし、サンプルサイズを増やしてもバイアスを減らすことはできません。バイアスを避けられない場合は、どのバイアスであるかとその理由などを限界や弱点として説明することが推奨されます。

1）選択バイアス（Selection bias）

分析・研究にあたっては、産業保健活動の目的に沿って対象者を選定しますが、選択バイアスは対象を抽出・決定する際や、対象者を割り当てる際に発生します。例えば、保健指導を受けたい者を保健指導群に割り当てる場合、たとえ保健指導後の効果が高かったとしても、もともと健康意識の高い従業員が保健指導群に入ることで高い効果が得られたのかもしれないため、これを保健指導の効果であるとは断言できません。選択バイアスが存在すると、疫学研究で得られた結果が過大評価されたり、過小評価されたりする可能性があります。偏った対象者を避けることや、ランダム抽出法で対象者を決定するのは有効な制御法です。

2）情報バイアス（Information bias）

産業保健活動は、多くの場合、アンケート調査票や既存の健康診断データ、もしくは人事福利厚生の記録を使用します。このようなデータ収集の過程で生じるバイアスの総称を情報バイアスと呼び、いろいろな種類があります。例えば、アンケート調査項目の1つとして、過去の出来事として喫煙を始めたのは何歳のときかを尋ねる設問があった場合、その回答には思い出しバイアス（recall bias）がかかる可能性が高いです。既往歴を尋ねる場合も同様です。腹囲の測定位置など、測定条件の違いや測定機器の違いによるバイアスは測定バイアス（measurement bias）といいます。現場では思い出しバイアスを制御することは容易ではありませんが、測定方法・条件および測定機器を統一

することで測定バイアスを減らすことは十分可能です。

表1 交絡バイアスの事例（仮想データ）

喫煙有無で分けず

	肺がん患者数	人数	肺がんの割合(%)
飲酒あり	22	100	22.0
飲酒なし	11	100	11.0

飲酒有無で分けず

	肺がん患者数	人数	肺がんの割合(%)
喫煙者	28	66	42.4
非喫煙者	5	134	3.7

非喫煙者（n=119人）　←階層化→

	肺がん患者数	人数	肺がんの割合(%)
飲酒あり	3	81	3.7
飲酒なし	2	53	3.8

喫煙者（n=89人）

	肺がん患者数	人数	肺がんの割合(%)
飲酒あり	19	45	42.2
飲酒なし	9	21	42.9

3) 交絡バイアス（Confounding bias）

　2つの事象の関連性または因果関係を検討する際に生じます。表1に示す、飲酒と肺がんを例に挙げますと、第3の因子（喫煙）が交絡バイアスになる可能性が高いです。事例（仮想データ）では、飲酒あり群は飲酒なし群より肺がんの割合が高いように見えますが、喫煙の有無により階層化すると、飲酒あり群と飲酒なし群の肺がんの割合にはほとんど差がなく、喫煙が第3因子として交絡バイアスを引き起こす要因となります。第3因子は交絡因子（Confounding factor）とも呼ばれます。交絡因子の影響を排除する方法には、無作為割当法、集団の制限、マッチング（傾向スコアを使う場合もあります）、層別化、多変量解析などがあります。表1の例では層別解析の結果を示していますが、その他、統計解析の多変量解析を用いることが多いです。ヒト集団の場合、基本属性や社会経済背景などの違いによってさまざまな交絡因子が存在しますが、最も可能性の高い交絡因子は年齢と性別です。多変量解析できるほどサンプルサイズが大きい場合、少なくとも年齢と性別を解析モデルに投入すべきです。多変量解析に投入する交絡因子の数は、サンプルサイズやイベント数によって制限されることに注意しましょう。

参考文献
1) Fletcher, RH ほか著. "第1章 序説". 臨床のための疫学. 久道茂ほか訳. 東京, 医学書院, 1986, 17.
2) 重松逸造ほか. 新しい疫学. 東京, 財団法人日本公衆衛生協会, 1994, 270p.
3) GPower3.1.
   https://gpower.software.informer.com/3.1/
4) PS: Power and Sample Size Calculation 3.1.
   https://ps-power-and-sample-size-calculation.software.informer.com
5) 永田靖. サンプルサイズの決め方. 東京, 朝倉書店, 2003, 244p（統計ライブラリー）.

春山 康夫

7 エラー・バイアスとその制御法

8 エクセルを使った解析方法： ピボットテーブルを 使いこなそう

はじめに

解析と聞くと、統計を学んだ方であれば、カイ二乗検定や t 検定という用語が浮かんできたかと思います。さらに難しい統計手法の用語や数式が連想され、腰が引けてしまう人も多いのではないでしょうか。でも、安心してください。産業保健実務のデータ解析において、これら「検定」を用いる機会はデータ集計の結果「差がある」とされたものが偶然ではないことを確認するときであり、極めて限定されています。

むしろ、産業保健実務におけるデータ解析のメインは、部署別や年代別に BMI の平均値を出したり、喫煙率を出したりといったデータ集計なのです。本稿では、「データ集計」を中心に Excel（エクセル）で実行する方法を具体的に示していきます。

データの集計作業は、手間がかかる作業です。苦労して年代別 10 歳刻みの健診データを作って上司に見せたところ、「これ、5 歳刻みのデータも出せない？ 部署別も見たいな」と言われて、「また、あの作業を繰り返さなきゃいけないの？」とうんざりしてしまった経験のある方は少なくないでしょう。では、「これ、5 歳刻みのデータも出せない？」と言われたときに、さっと集計して 5 分後に（あるいは、その場で）提出できる方法があるとしたら、どうでしょう？

本稿では、そんな魔法のようなことを実現する「ピボットテーブル」（エクセルに標準搭載）をご紹介します[1]。ピボットテーブルを使いこなし、スピーディーにデータ集計を実施することができれば、上司からの信頼も得られることでしょう。また、結果の解釈や改善提案など、より重要なことに貴重な時間や労力をかけることができるようになります。

記述統計（データ集計）

1）記述統計とは？ 例題でイメージをつかもう

記述統計というと難しそうに聞こえるかもしれませんが、ざっくり説明すると、「男性が全体の○％」や「平均体重が○ kg」といったデータ集計のことです。イメージしやすいように例題を提示します。以下の例題のような集計を行うことを、ここでは記述統計と理解いただければと思います。

　以下に収められているサンプルデータセットを使って、実際にエクセルを操作しながら記述統計（データ集計）に慣れていきましょう。

●メディカ出版コンテンツサービスサイト

　192ページの案内に従い、データをダウンロードしてください。

2）データ集計の実際（エクセル基本機能での集計）

　まずはピボットテーブルを使用しない方法でやってみましょう。エクセルに備わっているフィルター機能、ソート機能、選択範囲の集計機能を用いて行います。ピボットテーブルは強力なデータ集計ツールですが、ちょっとした集計であれば基本機能のほうが便利なこともありますので、一度おさらいしておきましょう（ピボットテーブルの使い方をすぐに知りたい方は、p.144へ飛んでください）。

コラム　これだけは最初に覚えて欲しいエクセル用語

　エクセルでは、図1のように縦横に並んだデータセットを作成します。ABCDのように縦の並びを「列」、12345のように横の並びを「行」と呼びます。エクセルの1つのマス目のことをセルと呼び、先述した「列」と「行」の番号で番地を示します（B43など）。

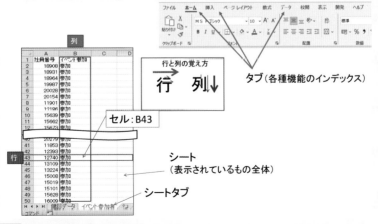

図1　エクセルの行と列、タブ、シート

フィルター機能

　フィルター機能を用いると、特定の値や文字が含まれている行だけを抽出することができます。手順は以下の通りです（図2）。

①ホームタブから並び替えとフィルターのアイコンをクリックし、フィルターを選択

②1行目に▼マークが表示されるので、絞り込みたい項目の▼マークをクリック

③絞り込みたい項目にのみ☑マークがついている状態にしてOKボタンを押す

　では、課題1をフィルター機能で実施してみましょう。男女の人数が知りたいので、性別のセルの▼マークをクリックします。まずは、男（サンプルデータでは1）のみにチェックが入った状態でOKを押します。すると男性の列だけが抽出されます。エクセルの画面の左下に「156レコード中123個が見つかりました」と表示されます。123が男性の人数です。

　次に、女性の列を抽出してみます。先程の性別のセルの▼マークをクリックします。今度は、女（サンプルデータでは2）のみにチェックが入った状態でOKを押します。すると今度は女性のみの行が抽出され、エクセルの画面の左下に「156レコード中33個が見つかりました」と表示されます。33が女性の人数です。

　課題1の回答は、男性123/156 = 78.8%、女性33/156 = 21.2%となります。

ソート機能

　ソート機能を用いると、年齢順や部署名順（50音順）などに行を並べ替えることができます。ソート機能では複数の項目に対して並べ替える優先順位を設定できるため、部署名で並べ替えたもののうち、同じ部署名のグループ内を性別の順に並べ替えることができます。手順は以下の通りです。

①ホームタブから「並べ替えとフィルター」のアイコンをクリックし、ユーザー設定の並べ替

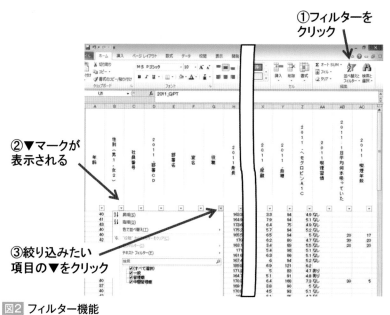

図2 フィルター機能

えを選択

②ポップアップしてきたウインドウで最優先されるキーに並べ替えたい列を選択すると並べ替えることができる

③順序で昇順、降順どちらで並べ替えたいか選択できる

　複数の項目に対して並べ替える優先順位を設定するには、①でポップアップしてきたウインドウの左上にある「＋レベルの追加」ボタンを押します。すると、最優先されるキーの下に、次に優先されるキーという項目が追加されます。優先したい順に、最優先されるキー＞次に優先されるキーを設定します。

選択範囲の集計機能

　エクセルには選択されているセルの個数、平均値、合計値を表示する機能があります。手順は簡単で、セルの個数を数えたい範囲や平均値を求めたい数値の入っている範囲を選択するだけです。そうすると、エクセルの画面右下に選択した範囲の平均、データの個数、合計が表示されます（図3）。ソート機能と選択範囲の集計機能を組み合わせることで、課題の2〜4はクリアできます。さっそくやってみましょう。

　まずは課題2です。部署別に男女の人数を数えます。

①ホームタブから並べ替えとフィルターをクリックしユーザー設定の並べ替えを選択

②開いたウインドウで、最優先されるキーに部署名を設定

③レベルの追加を選択

④次に、優先されるキーで性別を設定

　OKボタンをクリックすると、部署ごとに性別順で並べ替えられたデータベースが表示されます。あとは選択範囲の集計機能を用いて、部署の範囲ごとに男性を全て選択すれば、当該部署の男性の数がカウントできます。同様に、女性を全て選択すれば、女性

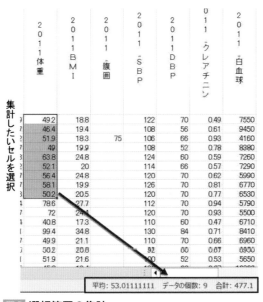

図3 選択範囲の集計

の数がカウントできます（フィルター機能を使って数えることも可能です）。また、同じ部署名のセルを全て選択すれば、部署の人数がカウントできますので、これで先述した男女の人数を割り算すれば、割合を計算できます。例えば、営業は全体で14人、男性13人（92.9%）、女性1人（7.1%）です（全ての部署の回答はピボットテーブルの解説ページp.146へ）。

課題3は、ソート機能を用いて年齢を小さい順に並び替え（レベルの削除ボタンを押して追加したキーを削除し、最優先されるキーに年齢、順序を小さい順に設定）、各年代に該当する年齢列のセルを全て選択することで集計できます。30歳未満が21人、30歳代が41人、40歳代が66人、50歳代が27人、60歳以上は1人です。

課題4の平均BMIも選択範囲の集計機能で計算可能です。課題3で年齢順に並べ替えた後、BMIの列について各年代に該当する行を選択します。右下にBMIの平均値が表示されます。回答は、30歳未満が21.6、30歳代が23.7、40歳代が24.7、50歳代が23.6、60歳以上が19.2です。

いかがだったでしょうか？ 操作自体は難しくはないものの、表示された値をメモしたりしなければならず、けっこう大変だったのではないでしょうか。また、課題2の部署を室名単位にするとか、課題3の年代区分を5歳ごとの単位で集計をし直すなどの指示をされると、同じ作業を一からやり直す必要があります。

このような、職場のデータを集計する作業は重要ですが、手間がかかってしまうと避けたくなってしまうものです。上記のような方法だけでは、データ集計を行うには限界があります。次からは、ここまでやってきた作業を素早く簡単に実行できる、ピボットテーブルの使い方を紹介していきます。

3）ピボットテーブルを用いた集計

Step 3

ピボットテーブルはエクセルに標準搭載されているデータ集計ツールで、先述したような部署別、年代別データを集計するのが得意です。行ラベルと列ラベルで集計の切り口を設定し、値フィールドで値を集計する、割合を出す、平均値を計算するなどを指示することで、あっと言う間に集計してくれます。

ピボットテーブルの呼び出し方

ピボットテーブルは選択されたデータの範囲に対して作成されるため、まずはデータの範囲を選択します。ここではデータベース全体を選択します。データベース全体を一括で選択するショートカットは、CtrlボタンとAを同時に押します（Macではコマンド＋A）。データベース全体が選択されたら、挿入タブからピボットテーブルを選択します。出てきたウインドウで、ピボットテーブルを配置する場所として、新規ワークシートの方をチェックしてOKを押します。すると、新しいシート上でピボットテーブルを作成する画面が表示されます（図4）。

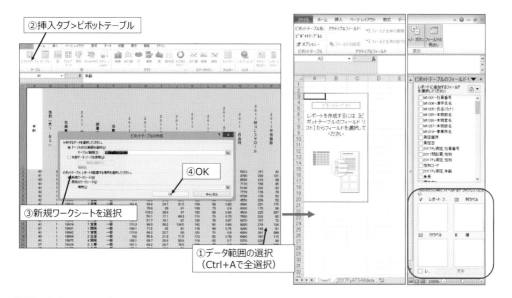

②挿入タブ>ピボットテーブル

④OK

③新規ワークシートを選択

①データ範囲の選択
（Ctrl＋Aで全選択）

図4 ピボットテーブルの呼び出し

ピボットテーブルあるあるエラー　その1

「そのピボットテーブルのフィールド名は正しくありません」といったエラーメッセージが表示され、ピボットテーブルが作れない！

→原因は見出しとなる1行目に空白のセルがあることです。見出しの1行目に空白セルがないように、何か入力してセルを埋めましょう。

ピボットテーブルで割合を集計する

では、ピボットテーブルを使って課題に取り組んでみましょう。課題2の部署名別に男女の割合を計算する方法を示します（課題1は部署別の合計として同時に集計可能です）。ピボットテーブルは先ほど呼び出したものを使います。

フィールドリストの部署名を列ラベルの方へドラッグドロップします。次にフィールドリストから性別を列ラベルの方へドラッグドロップします。最後に値フィールドの設定ですが、データの個数を数えられればよいので、ここでは社員番号を用いることとします（データに欠損がなければ、何を使っても同じ結果になります）。フィードリストの社員番号を、値フィールドへドラッグドロップします。これでピボットテーブルが出力されます（図5）。

デフォルト設定では、値フィールドは値の合計値を表示するように設定されていますので、社員番号が合計された無意味な値が表示されます。必要なのは、社員番号の合計ではなく、個数ですので、集計方法を変更します。

ピボットテーブルの値フィールドに貼ってある社員番号のリストの右側についている▼をクリックして（①）、フィールドの設定を選択します（②）。ポップアップされたウ

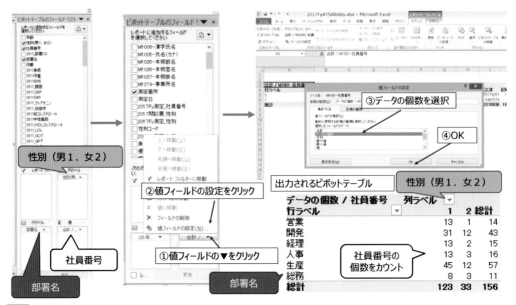

図5 値の集計

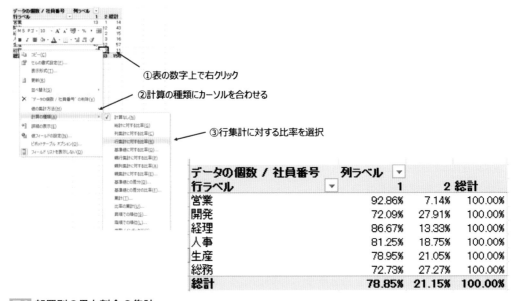

図6 部署別の男女割合の集計

インドウで集計方法のタブから「データの個数」を選択し（③）、OKをクリックします（④）。部署別男女別の人数がピボットテーブルとして表示されます（**図5**）。

　部署別の男女人数が表示されていますが、ピボットテーブルは割合も計算させることができます。ピボットテーブルの数字上で右クリックし、計算の種類から「行集計に対する比率（行方向の合計を100％とした、セルの％を計算）」を選択します。すると、部署ごとに男女の割合がパーセンテージで示されます（**図6**）。

　ちなみに、計算の種類で「列集計に対する比率」を選ぶと、社員（または男女）の何

%が各部署にいるのか計算できます。また、部署の中に、さらに小さい単位（サンプルでは「室」）がある場合には、フィールドリストの室名を行ラベルの部署の下にドラッグドロップすることで、さらに細かい単位での男女別割合を出すことができます（このときは「行集計に対する比率」を選択します）。

カテゴリー分け機能を使って集計

次に、課題3です。年代別の人数をピボットテーブルで出してみましょう。ピボットテーブルの作り方は先ほどと同様です。列ラベルに年齢を、値フィールドに社員番号を入れましょう。年齢が縦にずらっと並んだピボットテーブルが作られます。ここからグループ化機能を使って、年齢をカテゴリー分けしていきます。

ピボットテーブルの年齢の数値上で右クリックして、グループ化を選択します。ポップアップウインドウで、先頭は30、末尾を60に設定し、単位を10とします（5歳刻みにしたい場合は単位を5に設定し、60歳代のグループを作りたい場合には末尾を70に設定します図7）。

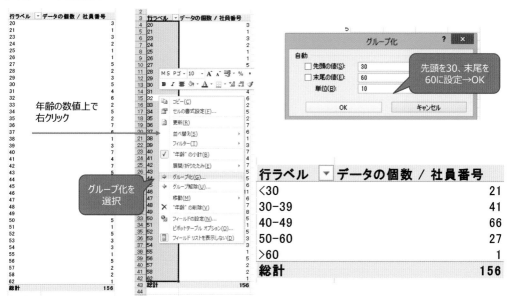

図7 年齢のカテゴリー分け

行ラベル ▼	データの個数 / 社員番号
<30	21
30-39	41
40-49	66
50-60	27
>60	1
総計	156

ピボットテーブルあるあるエラー　その2
「選択対象をグループ化することはできません」とメッセージが表示され、グループ化ができない！
　→年齢のセルに数値ではなく、文字列のデータが紛れ込んでいるときにはグループ化が実行できません。ピボットテーブルで数値がずらっと並びますが、数値順でない並び方をしているものが、数値データではないデータです。元のデータセットのほうで、データの形式を修正してやり直してみましょう。

平均値を算出する

　最後に、課題4「年代別の平均BMI算出」です。ここまでは、数のカウントや割合の計算を行ってきましたが、ピボットテーブルでは平均値や標準偏差なども算出することができます。先ほどの、年代が列ラベル、社員番号が値フィールドに入っているピボットテーブルを引き続き利用します（ここから読み始める方は、「カテゴリー分け機能を使って集計」まで戻って確認してください）。

　BMIの平均値を求めたいので、社員番号を値フィールドから取り除き（値フィールドからフィールドリストの方へドラッグドロップする）、代わりにフィールドリストからBMIを値フィールドへドラッグドロップします。サンプルデータでは2年分のBMIデータが入っていますが、2011_BMIのほうを使いましょう。

　値フィールドの集計方法がデータ個数のままになっているため、ピボットテーブルではデータの個数が集計されているものが表示されます。平均値を表示させたいので、値フィールドの▼マークをクリックし、集計方法タブから平均を選択し、OKボタンをクリックします。これで年代別のBMIの平均値が表示されます（図8）。

　ピボットテーブルでは平均値以外にも、合計値、最大値、最小値、積、標本標準偏差、標準偏差、標本分散、分散を算出させることができます。先程の集計方法タブで、平均の代わりに算出させたい値を選択してみましょう。

　ここまでの課題で行った、割合、カテゴリー化、平均値の計算ができると、産業保健職が日常業務で利用する統計量はほぼ網羅されると思います。自職場で集計する必要があるデータ集計で、ぜひピボットテーブルを活用してみましょう。その効果が実感できるはずです。

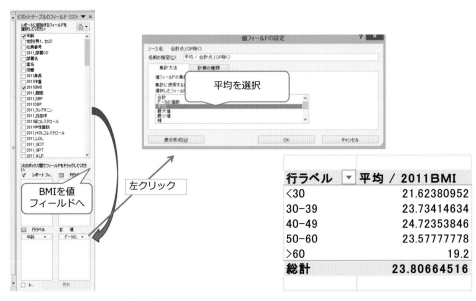

図8 年代別BMI平均値の集計

行ラベル	平均 / 2011BMI
<30	21.62380952
30-39	23.73414634
40-49	24.72353846
50-60	23.57777778
>60	19.2
総計	23.80664516

統計手法（検定）の選び方

　データを集計して、「こちらの方が多い」と示しただけでは、「それって偶然じゃないの？」と言われてしまうこともあります。示した差が偶然とは言い難い差である（統計的に有意）と言うためには、検定を行う必要があります。横文字のさまざまな検定があり、初学者はめまいがしてしまうかもしれません。でも、大丈夫。ポイントを押さえれば、簡単に選ぶことができるようになります。

　こう言ってしまうと、本項としては元も子もないのですが、統計解析を行うときにはエクセルではなく統計ソフトを用いたほうがはるかに簡単に実行できるため、無料で簡単に使える EZR などの統計ソフトを利用することをお勧めします[2]。しかし、会社のパソコンに統計ソフトやアプリケーションを入れることができず、エクセルで実行せざるを得ないという産業保健職の声もよく耳にします。ここではまず統計手法（検定）の選び方を解説し、その後エクセルでの実施方法（カイ二乗検定、t 検定、分散分析、相関係数）を紹介していきます。

　検定を選ぶにあたっては 表1 を参考にしてください。ポイントは各分岐です。すなわち、①対応の有無、②結果変数の種類、③結果変数の分布、④比較するグループの数です。これらの分岐について、どの分岐を選べばよいかわかれば、使うべき検定が選択できるようになります。

表1　統計手法（検定）の選び方

差／相関	①対応の有無	②結果変数の種類	③結果変数の分布（正規性）	④グループの数	⑤統計手法
差	対応なし	連続変数	正規分布	2	**t 検定**
				3 以上	**一元配置分散分析（ANOVA）**
		連続変数／順序変数	非正規分布	2	マン−ホイットニーの U 検定
				3 以上	クラスカル−ウォリス検定
		2 値変数	−	−	**カイ二乗検定**
	対応あり	連続変数	正規分布	2	**対応のある t 検定**
				3 以上	**反復測定分散分析**
		連続変数／順序変数	非正規分布	2	ウィルコクソンの符号付順位検定
				3 以上	フリードマン検定
		2 値変数	−	−	マクネマー検定
相関		連続変数	正規分布	−	**ピアソンの相関係数**
		連続変数／順序変数	非正規分布	−	スピアマンの順位相関係数

太字はエクセルで実行可能な検定

①対応の有無

　A部署とB部署を比較するというように、対象集団が別々のものを比べるときには「対応なし」となります。一方、A部署に運動介入をした前後の比較となると、同じ対象集団を比較するため「対応あり」となります。

②結果変数の種類

　変数の種類について、詳細は他の参考図書[3,4]に譲りますが、以下の例を参考にしてください。

・連続変数：体重、BMI、中性脂肪など
・順序変数：正常血圧、Ⅰ度高血圧、Ⅱ度高血圧、Ⅲ度高血圧のようなカテゴリー
・2値変数：メタボ該当／非該当のような2値カテゴリー

③結果変数の分布

　結果変数の分布はヒストグラムを作るとわかります。先述したピボットテーブルを作って、ピボットテーブル上を選択した状態で、挿入タブからグラフ>棒グラフを選択すると、ヒストグラムを作ることができます。釣鐘状の正規分布をしているか否かによって区別します。

④グループの数

　グループの数は比較するグループの数が2組なのか3組以上なのかで分岐します。「対応なし」「連続変数」「非正規分布」「2組」であればマン−ホイットニーのU検定を使うといった具合に、表をたどれば使うべき統計手法（検定）がわかります。

　相関についても同様ですが、①対応の有無、④グループの数での分岐がありません。変数の分布が正規分布かそうでないかで、ピアソンかスピアマンのどちらの相関係数を用いるかを選択します。

エクセルでの各種検定の実施方法

1) カイ二乗検定

　300人のA部署は喫煙率50％、400人のB部署は喫煙率が15％です。A部署のほうが喫煙率が高いのは明らかなように思いますが、これが偶然ではないことをカイ二乗検定で確かめてみましょう。エクセルを用いてカイ二乗検定を行うには、以下の3ステップを順に行う必要があります。

①実際の値でクロス表を作る

　部署と喫煙／非喫煙の2×2表を作ります（図9）。A部署は全体が300人で喫煙率が50％なので喫煙者150人、非喫煙者は300 − 150 = 150人です。B部署は全体が400人で喫煙率が15％なので喫煙者60人、非喫煙者は400 − 60 = 340人です。

②期待値を計算する

　A部署とB部署とで喫煙率に差がなかった（つまり、いずれも全体の喫煙率と同じ30％）と仮定したときの、それぞれの工場の喫煙者数、非喫煙者数を表にまとめます（図9）。A部署は全体が300人なので、喫煙率30％とすると喫煙者が90人、非喫煙者は300 − 90 = 210人です。B部署も同様に計算して表を埋めます。

実際の値

	喫煙	非喫煙	合計
A部署	150	150	300
B部署	60	340	400
合計	210	490	700

期待値

	喫煙	非喫煙	合計
A部署	90	210	300
B部署	120	280	400
合計	210	490	700

カイ二乗検定 p=	=CHISQ.TEST(C3:D4,C9:D10)

図9 カイ二乗検定

	A	B	C	D	E	F
1	29歳未満BMI	40-49BMI		t検定		
2	18.3	18.4		=TTEST(A2:A22,B2:B67,2,2)		
3	18.8	25.3				
4	19.4	24.4				
5	19.9	19.6				
6	24.8	34.2				
7	20	22.7				
8	24.8	18.8				
9	20.5	20				
10	19.9	27.1				
11	27.7	26.4				
12	24.4	24.7				
13	20.8	35				
14	21.6	17.1				
15	21.1	25.8				
16	34.8	24.4				
17	17.3	21.7				
18	23.1	21.8				
19	19.4	24.6				
20	17.2	19.2				
21	21.3	21.3				
22	19	25				
23		25.5				
24		24.1				

図10 t 検定

③カイ二乗検定の関数を入力する

　空白のセルに「= CHISQ.TEST（）」と入力します。エクセルの指示に従って、（）内に実測範囲（青）を選択し「,」（カンマ）を打って、期待値範囲（赤）と選択してエンターキーを押すと、カイ二乗検定のp値が出力されます（**図10**）。

　このように、エクセルにおいてもカイ二乗検定を行うことができます。しかし、上で述べたように手順が多く、大変です。統計ソフトをダウンロードしなくても、ブラウザ上で使用可能なサイトもあります。実測値を入力するだけで、p値のみならず、その他の統計量についても算出してくれます。2×2だけでなく、2×3など、さまざまなパターンに対応しています。

● js-STAR XR+ カイ二乗検定

https://www.kisnet.or.jp/nappa/software/star/freq/chisq_ixj.htm

2）t検定

先のピボットテーブルの例題で、年代別BMIを算出しました。その際、20歳代（＜30）グループの平均BMI 21.6と比べ、40～49歳グループの平均BMIは24.7と高そうです。これは統計的に有意な差があるのでしょうか？ データ分析を使ってt検定をしてみましょう。

サンプルデータ（p.141）の「BMI比較」シートに、29歳未満のBMIと40歳代のBMIデータを並べています（図10）。空白のセルに「＝ TTEST（）」と入力します。エクセルの指示に従って、（）内に29歳未満BMIのデータ範囲（青）を選択、「,」を打って、40～49BMIのデータ範囲（赤）を選択、「,」「2」「,」「2」と、続けてエンターキーを押すとt検定のp値が出力されます。ちなみに、「,2,2」は「t検定（無印）の両側検定」を設定しています。

対応のあるt検定や分散分析は関数では実行できません。「データ分析」というツールをアドインする必要があります。アドインの仕方は以下の総務省のサイトを参照ください。

● なるほど統計学園.「データ分析」の設定方法：エクセル2016での設定方法

https://www.stat.go.jp/naruhodo/4_graph/shokyu/settei.html

データ分析ツールを使った具体的な検定の実施方法は以下のサイトを参照ください。

● BellCurve. 統計WEB. 分析ツール t検定・z検定

https://bellcurve.jp/statistics/course/23310.html

分散分析

● BellCurve. 統計WEB. 分析ツール 分散分析：一元配置、二元配置

https://bellcurve.jp/statistics/course/23548.html

3）相関係数

BMIが高い人は収縮期血圧（SBP）も高いというような相関関係の強さを表すのが相関係数です。最後に相関係数のエクセルでの算出方法を示します。相関係数はCORREL関数で算出します。サンプルデータの「BMI、SBP相関」シートにBMIとSBPを一部抜き出してあります。これを使って相関係数を算出してみましょう（図11）。

①相関係数

空白のセルに「＝ CORREL（）」と入力し、（）内にBMIのデータ範囲（青）を選択、「,」を打って、SBPのデータ範囲（赤）を選択してエンターキーを押すと相関係数が出力されます。ただし、相関係数のp値は関数では算出できません（データ分析アドインを使っても同じ）。

②t値

p値を算出するには、まずt値を計算します。図11の②のように、空白のセルに「＝ D2（①でCORREL関数を入力したセル）*SQRT（16-2）/SQRT（1-D2^2）」と入力します。相関係数をr、標本数をnとしたとき、t値 $=r\sqrt{(n-2)} / \sqrt{(1-r2)}$ で表されます。$\sqrt{}$（平方根）はエクセルではSQRT関数で計算できます。本例では標本数は16なので、n ＝ 16で計算しています。

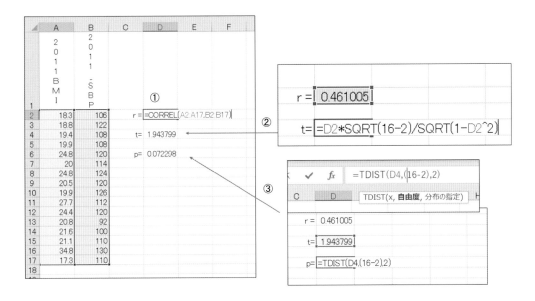

図11 相関係数

③p値

p値は②で算出したt値を元に計算します。**図11**の③のように、空白のセルに「＝TDIST（D4（②でt値を算出したセル），（16-2），2」と入力します。p = 0.07 が得られました。

TDIST関数はt値に応じた確率を出力する関数です。（16-2）は自由度で、（標本数-2）なので、標本数が異なるときは値を修正してください。

以上がピアソンの相関係数、および、そのp値の計算方法です。残念ながらスピアマンの相関係数をエクセルで算出するのは難しいです。

参考文献
1) 水嶋春朔. 地域診断のすすめ方：根拠に基づく生活習慣病対策と評価. 第2版. 東京, 医学書院, 2006, 184p.
2) 神田善伸. 無料統計ソフトEZRでやさしく学ぶ統計学：EBMの実践から臨床研究まで. 改訂3版. 東京, 中外医学社, 2020, 464p.
3) 高橋信. マンガでわかる統計学. 東京, オーム社, 2004, 215p.
4) 佐々木敏. わかりやすいEBNと栄養疫学. 東京, 同文書院, 2005, 247p.

守田 祐作

8

エクセルを使った解析方法：ピボットテーブルを使いこなそう

9　JMP による
探索的データ解析の基礎

エクセルの次の統計ソフト

　保健医療分野の研究者や実践者が統計解析で利用することが多い統計ソフトとして、SAS（SAS institute）、SPSS（IBM）、JMP（JMP・SAS institute の子会社）、Stata（StataCorp）、R（オープンソース）などがあります。前項（Step3-8）のとおり、エクセルでも分析ツールや関数を用いて基本的な統計解析を行うことができます。表計算ソフトとして最も普及しており、追加コストなしに使えるのも利点でしょう。さらに能率良く統計解析を行いたい場合に、「エクセルの次の統計ソフトは何がいいのだろう？」と考えると思います。

　選択のポイントは①可能な統計解析の種類、②プログラミングが必要かどうか、③価格です。①については、産業保健の実践者が使う場合に必要となる一般的な単変量解析、多変量解析、回帰分析、生存分析などは、どのソフトでも遜色なく行うことができます。②については、統計のためにプログラミング（コーディング）が必要となる SAS や R と、GUI（グラフィカルユーザインターフェース）が使える SPSS、JMP、Stata、EZR に分かれます。EZR は、R の GUI 環境である R コマンダーを医学統計用にカスタマイズしたもので、自治医科大学附属さいたま医療センターが提供しています。やはり気軽に使えるものは、GUI が使えるものがよいでしょう。③については、R や EZR は無料、SAS、SPSS、JMP はパッケージにもよりますが多くが 20 万円以上と高額です。ただし、アカデミック用やサブスクリプション（年間契約）もあり、条件によって価格は異なります。

　1980 年代のマイコンブームでコンピューターに触れ始め、BASIC でプログラミングをかじり、医師になった頃は Macintosh 全盛だった筆者の場合、まず臨床医に大人気だった Stat View（SAS institute、現在販売終了）を使い始め、その後後継とされた JMP に移行して現在に至っています。公衆衛生大学院などで学ぶ方は大学や教室単位で契約している場合もあり、すでに導入しているソフトを薦められる場合も多いと思います。

　本稿では、JMP を例に統計ソフトを用いた探索的なデータ解析の例（記述・分析疫学）を示します。個人的な意見としては、どんなソフトでも、トライアル版でもよいので、GUI が使える統計ソフトを体験してほしいと思います。記述疫学が一瞬で終わる

Step 3

学ぶべきポイントをしっかり押さえよう！ データ活用の基礎知識

圧倒的な能率の良さに多くの人が感動すると思います。企業や健康保険組合でも稟議書を書く価値あり！と思わされます。

JMP のありか

JMP の web サイト（https://www.jmp.com/ja_jp/home.html）にアクセスすると、無料トライアル版を使うことができます（図1）。以前はスタンドアローン（買い切り）での販売もありましたが、現在はサブスクのみとなっています。執筆時点での価格は、年間 131,000 円です。JMP の他に、JMP Pro（アカデミック版含む）、JMP Clinical（医薬品開発用）などの製品群があります。関心がある方は、ぜひトライアル版をインストールしてみてください。

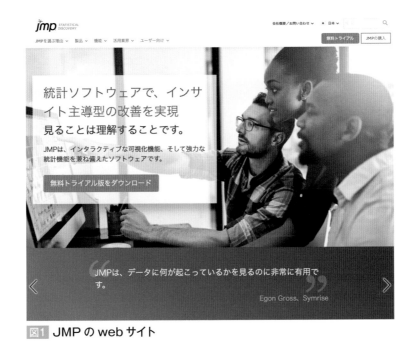

図1 JMP の web サイト

統計ソフトを立ち上げる前に考えること

疫学研究を行う際は、観察研究である記述疫学から分析疫学へ、そして介入研究へという流れになります。どの分野の研究でも、まずは記述疫学が大事です。本書を手に取っているあなたは、もしかしたら「来週の衛生委員会に向けて、社内で行った健康教育の効果を見たい！」と思っているかもしれません。本書の Step2 では、そのような「現場のこれがやりたい」から始めて、逆引きで問題解決していく「プラクティカル疫学・統計学」が収録されています。受け持ちの事業所などの概要を知ることができれば、そこで展開されるさまざまな健康施策や介入の効果を判断する基礎となります。全体で何人いて、性別や年齢の分布、所属する事業所や部署、健診データから見た健康状態、生活習慣の状況などを知ることで、集団に対する理解が深まります。これがまさに記述疫学であり、全体を俯瞰すると性差や年代による健康状態や生活習慣の違いなど、多くの

発見に気づかされるでしょう。

　そもそも疫学とはなんでしょうか。日本疫学会の定義では「明快に規定された人間集団の中で出現する健康関連のいろいろな事象の頻度と分布およびそれらに影響を与える要因を明らかにして健康関連の諸問題に対する有効な対策樹立に役立てるための科学」とされています。疫学の父として知られるジョン・スノウがコレラと井戸の関連に気づいたように、「人の病気の頻度を見て原因を考える学問」だと言えます。

　ミシガン大学公衆衛生大学院の疫学セミナーでも、疫学の基本的な仮説として「Disease does not occur at random.（病気は偶然に起こらない）」と教えています。なぜ糖尿病になったのかを考えるとき、家族歴、食べ過ぎ、運動不足、過重労働、ストレスなど種々の要因が思い浮かびます。要因を丹念に数えることで、その原因が特定できるかもしれません。でも「糖尿病になったのは運が悪かったから」と考えたら、疫学は役に立たないわけです。そのために、疾病（D）と曝露（E）を記述した「2×2の分割表」が大事であり、JMPでは簡単に2変数の分割表を作成することができます（図2）。

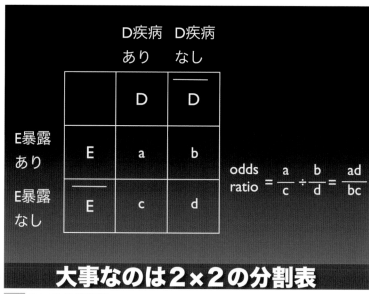

図2　2×2の分割表

JMPへのデータの投入

　JMPにデータを入力する方法は複数あり、直接セルに入力することもできますが、健診データや健康調査のアンケートなどのエクセルデータやCSVデータを直接投入するのが確実で楽でしょう。データの整理・投入から分析までの流れ（図3）を考えてみると、実はデータクリーニングを含むデータ整理が、労力の8割を占めると言っても過言ではありません。特定健診のデータを投入する場面を考えてみると、データが1人1行になっていること、欠損値や外れ値がない、入力にミスがない（全角や半角が統一されている、数字の0と英語のOが混在していない、文字列と数字が混在していないなど）、不要なデータが入っていない、文字化けしていないことなどの確認が必要です。

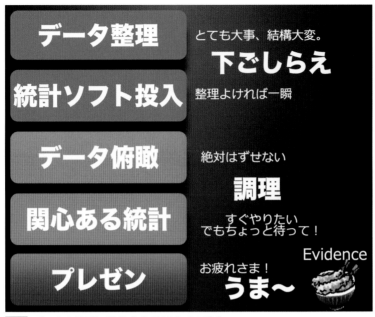

図3 データの整理・投入から分析までの流れ

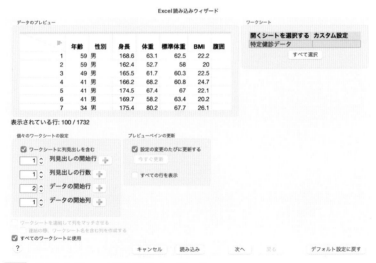

図4 JMP の Excel 読み込みウィザード

いわば美味しい料理をつくるための下ごしらえがとても重要だと言えます。

　エクセルのデータや CSV データを直接 JMP で開くと、自動的にエクセル読み込みウィザード（図4）が立ち上がり、読み込みボタンを押すことで直接読み込むことができます。事前のデータ整理が完璧であれば、その後の記述統計は一瞬で行えます。

記述疫学によるデータの俯瞰

　データの読み込みが完了したら、データの n 数や変数を確認します（図5）。例示された、A 健康保険組合の特定健診データは、n = 10,000 人、62 列の項目（変数）が読み込まれており、年齢（連続変数）、性別（区分変数）、事業所（区分変数）、身長（連

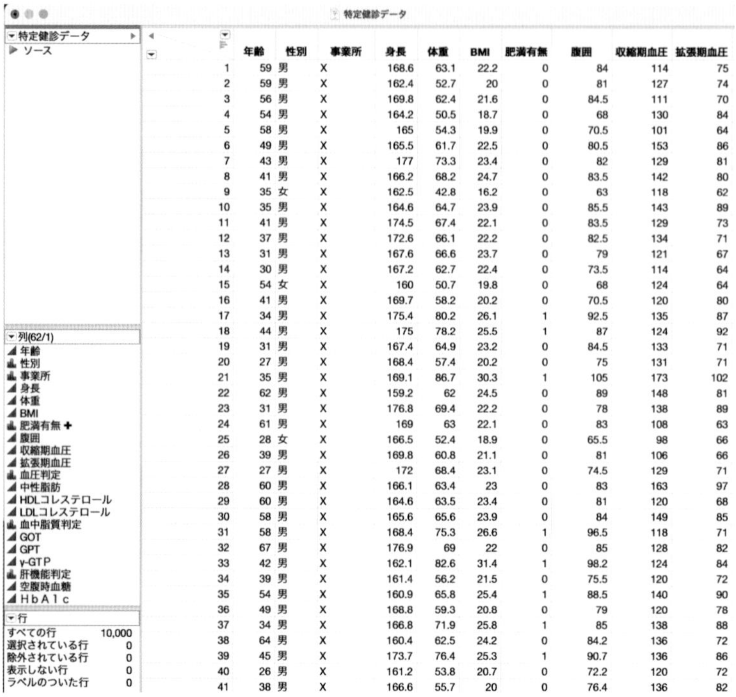

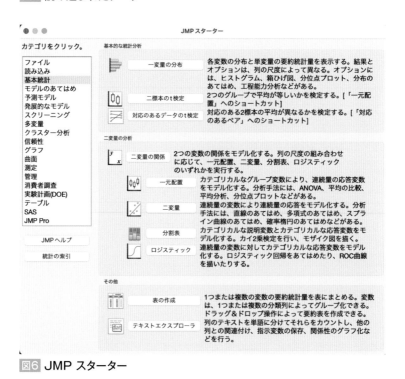

図5 読み込まれたデータ

図6 JMP スターター

続変数)、体重（連続変数）などが見られます。読み込みは成功したようです。

　次に JMP スターターを立ち上げます（図6）。メニューの「基本統計」から「一変量の分布」を選択します。「列の選択」で全ての変数を選択して「Y, 列」ボタンを押すと「Y, 列」内に全て選択されますので、「OK」を押します（ドラッグ＆ドロップしても可）

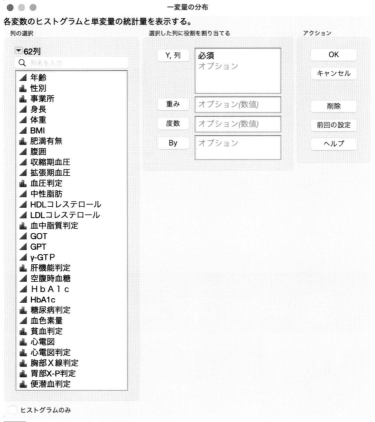

図7 一変量の分布の選択ウィンドウ

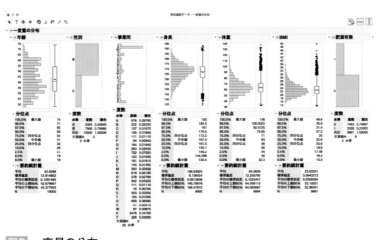

図8 一変量の分布

（図7）。そうすると一瞬で（！）全変数のヒストグラム（度数分布）や平均値が表示されます（図8）。例えば、年齢は 18 歳（最小値）～74 歳（最大値）で分布しており、平均値は 42.6 歳、中央値は 41 歳、全体の 2.5％が高齢者（65 歳以上）であることがわかります。男性が約 8 割で、最も従業員数の多いのは X 事業所で 3,476 人います。これが記述疫学の第一歩です。

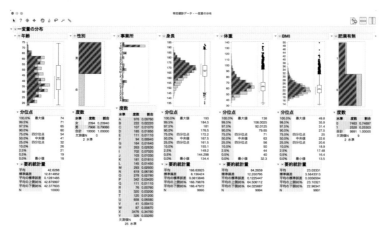

図9 男性がハイライトされた一変量の分布

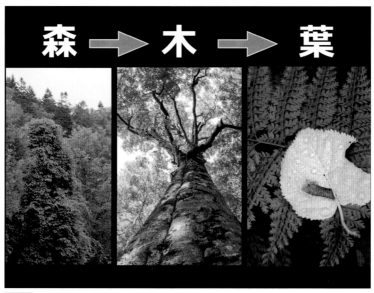

図10 データを視る視点、俯瞰から細部へ

　JMPは探索的な操作を得意としていますので、ここで「性別」の男性をクリックすると、分布内の男性がハイライトされ（**図9**）、例えば身長や体重を見ると男性が女性より高めに分布していることがわかります。「事業所」のAをクリックすると、A事業所が全体と比べてどの程度の健康度なのかの目安になります。このような操作を繰り返すことで、性差や各事業所の企業健康度を知ることができるなど、種々の気づきを得ることができます。記述疫学はデータの概要を把握し、集団の理解を深めるだけでなく、意外な事実や新しい知見を得るなどまさに「！」探しと言えます。この作業は全体を俯瞰して、次第に細部に視点を移していく作業で、集団の概要や特徴を正確に把握することに役立ち、記述疫学の王道と言えます（**図10**）。逆に、まず最初に葉に注目させて、その後木から森へと視野を拡大させる手法は、タブロイド誌的なセンセーショナルな見出しに最適です。「A事業所では、運動不足が8割！」などの健康教育に活用できるか

もしれません。

　記述疫学から、この集団は男性が多く、平均年齢も高めで4人に1人が肥満ということもわかりました。平均年齢が高めのせいか、収縮期血圧の分布では、Ⅱ度高血圧相当のハイリスクの方も2.5%いるようです。分布の最大値を見ると220mmHgとたいへん心配な値です。ちなみにこの最大値をクリックすると、そのデータの行数が示されますので（図11）、個人情報に戻って受診勧奨を行うことも可能です。

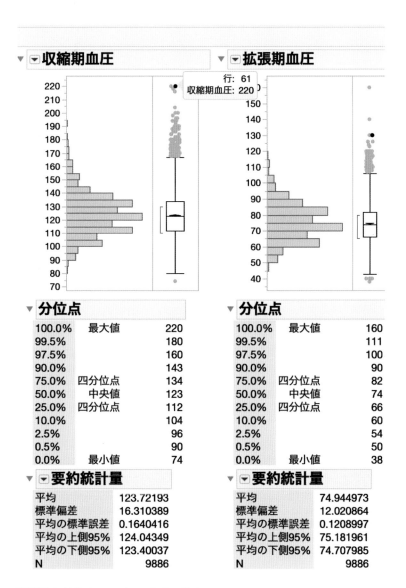

図11 収縮期血圧ハイリスク者の特定

分析疫学：関心がある事柄へフォーカス

　データの概要がつかめたら、次に分析疫学です。記述疫学で注目した、肥満と高血圧の関連について調べてみましょう。重要なのは、漫然と統計解析を行うのではなく、先行研究や医学的な病態を考えて仮説を立てることです。肥満群と非肥満群を比較して「肥満群のほうが収縮期血圧が高い」と仮説を立てます。JMPスターターの画面を呼び出し、今度は「基本統計」から「二標本のt検定」を選択します。すると一元配置・グループ別の分布のウィンドウが開きますので、X（グループ変数）に肥満有無を、Y（応答変数）に収縮期血圧を選択して「OK」を押します（図12）。すると、非肥満群の収縮期血圧の平均121.9mmHgに対して、肥満群の収縮期血圧の平均129.1mmHgとなり、その下の「t検定」のp値を見ると＜0.001であり、統計学的有意に収縮期血圧に差があることがわかりました（図13）。

　肥満には、種々の生活習慣が関連していることが知られていますが、特にどのような生活習慣が関連しているのか、興味が出てきました。今度はJMPスターターから「分割表」を選択します。分割表ウィンドウが開きますので、Y（応答カテゴリ）に肥満有無、X（グループ化カテゴリ）に関心のある生活習慣を選択し、OKを押します（図14）。すると、選択した生活習慣の項目の全てについて、肥満有無と生活習慣の分割表が表示されます。生活習慣の選択肢が2つ（あり・なし）のものは2×2、3つのものは2×3の分割表となります。例えば、肥満有無と歩行速度では、歩くのが早いほうが肥満の

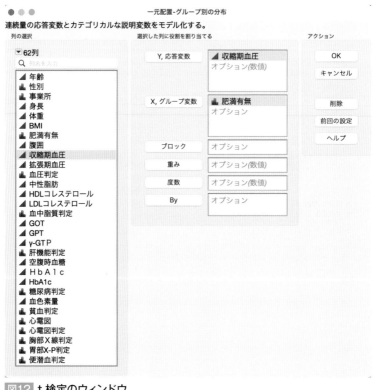

図12 t検定のウィンドウ

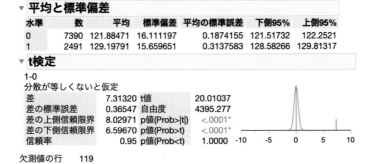

図13 肥満群と非肥満群の平均収縮期血圧

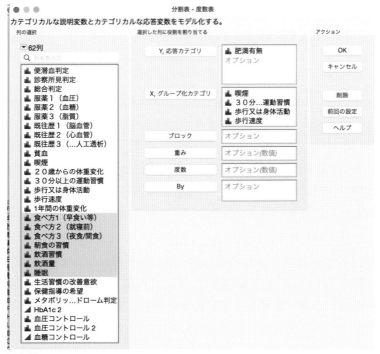

図14 分割表（カイ二乗検定）のウィンドウ

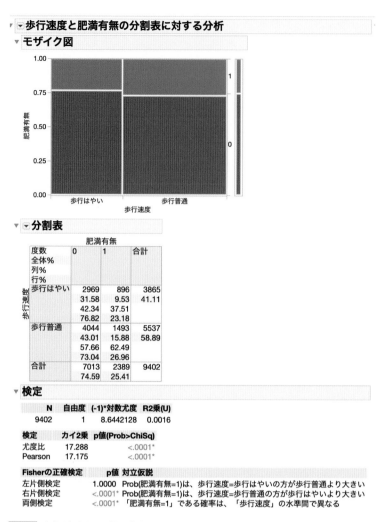

歩行速度と肥満有無の分割表に対する分析

モザイク図

分割表

度数 全体% 列% 行%	肥満有無		
	0	1	合計
歩行はやい	2969 31.58 42.34 76.82	896 9.53 37.51 23.18	3865 41.11
歩行普通	4044 43.01 57.66 73.04	1493 15.88 62.49 26.96	5537 58.89
合計	7013 74.59	2389 25.41	9402

検定

N	自由度	(-1)*対数尤度	R2乗(U)
9402	1	8.6442128	0.0016

検定	カイ2乗	p値(Prob>ChiSq)
尤度比	17.288	<.0001*
Pearson	17.175	<.0001*

Fisherの正確検定	p値	対立仮説
左片側検定	1.0000	Prob(肥満有無=1)は、歩行速度=歩行はやいの方が歩行普通より大きい
右片側検定	<.0001*	Prob(肥満有無=1)は、歩行速度=歩行普通の方が歩行はやいより大きい
両側検定	<.0001*	「肥満有無=1」である確率は、「歩行速度」の水準間で異なる

図15 歩行速度と肥満の有無の関連

有所見率が少ないという結果でした（図15）。図の下の検定を見ると、カイ二乗検定が行われており、有意差ありとなっています。生活習慣の中では「歩行速度」「早食い」「遅い夕食」「飲酒習慣」で有意差を認め、肥満と関連があるという結果になりました。

　肥満は、性別や年齢、種々の生活習慣の影響を受けるため、性別や年齢などの、関心がある生活習慣以外の項目（交絡因子）の影響をなるべく取り除き、さらに生活習慣同士の影響も調整し、最終的にどの生活習慣が一番肥満に影響が大きいか知りたいと思いました。これを行うのが多変量解析であり、今回はロジスティック回帰という手法を用います。JMP スターターから「モデルのあてはめ」を選択します。モデルのあてはめウィンドウが開きますので、Y に肥満有無、BY に性別（男女は層化して解析します）、モデル効果の構成に年齢、関心ある生活習慣を選択し実行をクリックします（図16）。結果から、それぞれの生活習慣の肥満への影響は、喫煙あり（OR 0.81）歩行速度速い（0.69）早食い（2.10）遅い夕食（1.16）飲酒量３合以上（1.65）となりました（図17）。OR（Odds Ratio、オッズ比）は、比較する群と比べてどれぐらい肥満が多いかを示し、

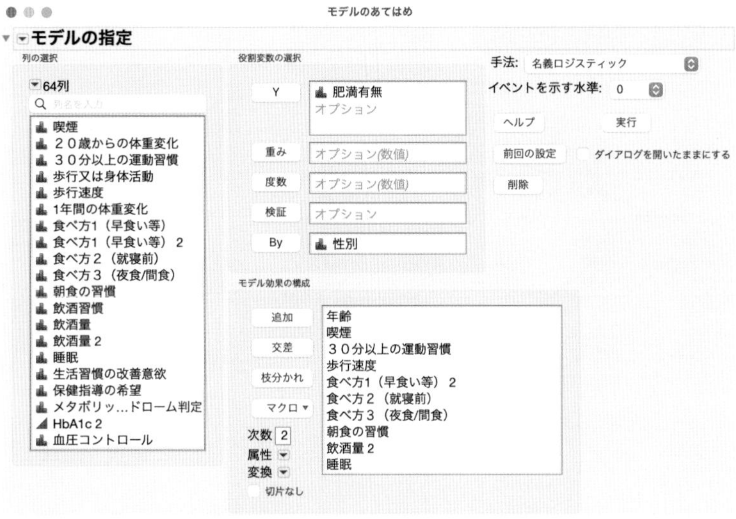

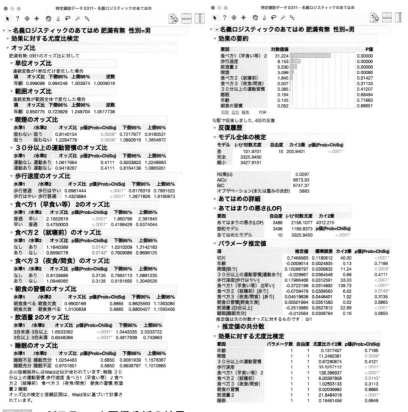

図16 ロジスティック回帰分析のウィンドウ

図17 ロジスティック回帰分析の結果

　例えば早食いなら、食べる速度が普通の人と比べ2.10倍肥満が多いという意味で、95％信頼区間が1.86-2.38であり、1.0をまたいでいないと「有意差あり」と言えます。

　モデル全体の検定は有意ですが、当てはまりの悪さも有意で、R2乗も0.03と、とても良いモデルとは言えません。種々の限界や検討すべき点がありますが、多変量解析（ロジスティック回帰分析）まで手間をかけずに試行錯誤でき、多くのデータ探索が可

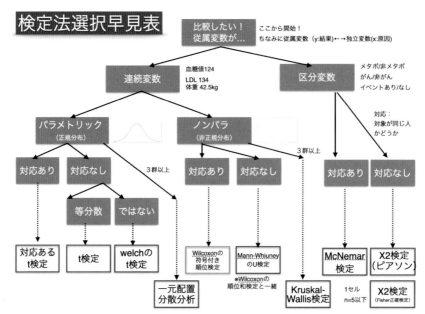

図18 変数の種類と検定法選択早見表

能になります。分析疫学では、仮説、変数の種類と検定法の選択が鍵となりますが、初心者であればt検定（連続変数）とカイ二乗検定（区分変数）にしっかり慣れて（図18）、それ以上の難しい検定は専門家に相談する習慣をつけるのもよいと思います。

また、今回行ったような一時点での分析（横断調査）では、関連を示すことはできても因果関係は言えず、それを証明するには2時点での分析（縦断調査）が必要となります。保健指導や健康増進施策の効果を見るというような介入研究においても縦断調査が必要で、その場合は翌年の健診データを特定の項目（氏名やID など）で突き合わせ、2カ年分の健診データを結合する必要があります。

おわりに

仮説や計画が厳格な研究が王道ではありますが、本稿では、統計ソフトのJMP を例に挙げ、すでにあるデータを用いた探索的分析の利点を述べました。統計ソフトを活用して、産業保健職として担当事業所や健康保険組合を俯瞰し、課題に気づけるようになると、本当に疫学・統計学の面白さがわかってくると思います。必要なのは真っ白い紙とペン、そして疫学マインドです！ JMP などの統計ソフトが少しでもそのお役に立てると嬉しいです。

参考文献
1) 奥田千恵子. 医薬研究者のための統計ソフトの選び方：Excel の次のソフトはこう選ぶ. 京都, 金芳堂, 2002, 134p.
2) フレッチャー, RH ほか. 臨床疫学：EBM 実践のための必須知識. 第2版. 福井次矢監訳. 東京, メディカル・サイエンス・インターナショナル, 2006, 253p.
3) 福井次矢編. 臨床研究マスターブック. 東京, 医学書院, 2008, 306p.
4) 田久浩志. よくわかるウツタイン統計データ解析早わかり. 大阪, 永井書店, 2008, 116p.
5) 内田治ほか. JMP による医療系データ分析：統計の基礎から実験計画・アンケート調査まで. 東京, 東京図書, 2012, 313p.

福田 洋

日本公衆衛生学会

　私の所属するデパート健康保険組合は総合型の健康保険組合で、現在約270社が加入されています。十数年前の入職時から、どの事業所で保健指導や健康教育を行っても「喫煙率が高いなぁ……」と感じ、まずは現状とニーズの把握からと、アンケートを実施しました。当時、ともに喫煙対策を推進していた獨協医科大学の先生から「職業性ストレスも併せてとることで、事業所へアプローチする際にさらに役立つのでは？」とのアドバイスをいただき、喫煙関連に職業性ストレスの項目を盛り込んで3年間実施しました。分析結果は加入事業所への報告、保健事業の構築や、その保健事業を加入事業所に利用していただくためのプレゼンの際に利用しました。

　これらの結果をまとめ、日本産業衛生学会や日本公衆衛生学会で発表しました。その一つである、2012年の日本公衆衛生学会で「喫煙と職業性ストレス」をテーマに行った発表が厚生労働統計協会の担当者の目にとまり、論文を寄稿してみませんかとの連絡をいただきました。ちょうど大学院で論文を執筆していたとはいえ、学会発表は現場の保健事業に活用するための資料にすることや、今後の保健事業の推進のために専門の先生方にアドバイスをいただくことが主旨だったことから、論文を執筆するにはいろいろと足りない部分があり、自分の力だけで執筆することはかなり困難でした。そこで、当時所属していた獨協医科大学の「統計・疫学勉強会」で、武藤孝司先生と春山康夫先生のご指導のもと、本当にこれでもかというくらい何回も推敲しなが

ら論文に仕上げた記憶があります。

　先生方の強力なサポートがあったこと、また、私自身もかなり苦労したことへのご褒美なのか、結果としてその論文がその年の「厚生の指標」川井記念賞の最優秀賞を受賞することになりました。

　受賞とは別に、一番価値が大きかったのは、発表や論文のもととなったデータは国や他の企業のものではなく、デパート健康保険組合の、また、それぞれの加入事業所のものであったことから、分析結果がエビデンスとなり、私自身が保健事業を進めていく上で自信を持てたことでした。そのことが何よりも加入事業所への説得力となり、コラボヘルスで健康経営への一歩を踏み出すきっかけとなったこともありました。また、事業所からの信頼を得たこと、その信頼関係が今もなお継続していることも大きな宝となっています。

　同時に、サポートしてくださる先生方が周囲におられたこと、職場が私の活動を認めてくれたこと、先輩や同僚の温かいサポートがあったことなど、本当に恵まれた環境だったと思います。たくさんの、さまざまな方々とのつながりが、分析にトライして得た宝の一つです。手元のデータを現場の事業に活かすこと、それが今もなお医療費や健診・保健指導の分析につながり、現在のデータヘルス計画書の作成などに役立っています。みなさんも気負わず・臆せず・頑張りすぎずに、楽しく・現場の業務に活きるよう、目的をもって分析にトライしてみてください。

冨山 紀代美

10 質的データのまとめ方

質的データを活用する意義

　産業保健の現場では、自分たちの活動の成果を評価するために「数値で示す」ことが重要視されています。基準値や前年度の結果との比較・検討が可能な量的データを分析する能力は産業保健活動に必須であり、産業保健職が身につけるべき能力だと言えるでしょう。一方で、質的データの活用は、産業保健の世界ではあまり注意を払われてきませんでした。質的データとは、テキストや画像、音声、ビデオ、地図などの非数値的な情報で構成されたデータ形式のことを言います。産業保健の現場でよく見られる質的データとしては、個別・集団の支援事例やアンケート調査の自由記載、会議記録などが挙げられるでしょう。アンケート調査の自由記載は豊富な質的データであるにも関わらず、調査のおまけ的な扱いであることが多く、分析も十分になされないまま発表・報告されていることが少なくないと思われます。

　こうした状況となっている原因としては、質的データの目的と活用する意義があまり理解されていないことが考えられます。質的データの目的とは、現象をリアルに記述すること、記述を通して現象を説明しうる概念を提示することであり[1]、まだあまり知られていないことに関して「それがどのようなものか」を明らかにすることに優れています。働く人々に起きる現象は、社会との複雑な相互作用で形作られており、統計的手法を駆使しても量的データでは十分に説明しきれない場合があります。量的データでは捉えきれない人々の価値観や認識、行為などを記述することで、その本質を捉え、人々の経験についての理解を深めることができる質的データは、事業ニーズのアセスメントや事業を開発する際に有効に活用することができます[2]。さらに、質的データは量的データの分析結果に統合することで、結果の解釈を補完することができ、対象の多面的な理解や総合的な考察へとつながります。

質的データのまとめ方：コーディング

　質的データには多様な分析方法があります。研究目的に合わせた方法論の選択が重要です。初学者でも取り組みやすい研究デザインとしては、事例研究、質的記述的研究、内容分析などが挙げられます。それぞれの方法論に関しては質的研究の文献[3,4]を参考になさってください。本稿では、テキストデータの分析方法として重要な作業であるコーディングを紹介します。

学ぶべきポイントをしっかり押さえよう！ データ活用の基礎知識

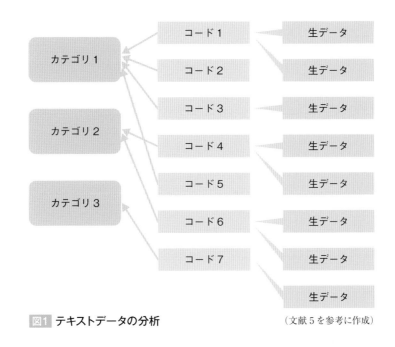

図1 テキストデータの分析

（文献5を参考に作成）

テキストデータの分析過程は2段階で進みます。生データ（元のままのデータ）を意味内容のまとまりごとに分けて共通の特徴を特定するコード化と、コードを意味内容の類似点や相違点に着目して共通の性質に名前を付けるカテゴリ化です。分析の全体像を図1[5]に示します。方法論によって最初のコード化する作業の呼び方が若干異なる場合がありますが、ここではコーディングと呼ぶことにします。テキストデータの分析において、このコーディングは複数の記述から共通の要素を抜き出し、概念を抽出していく重要な作業となります。

では、実際の分析のイメージが付きやすいように、架空の記述をもとに一例を示します。「在宅勤務をしている高年齢労働者が捉えている健康課題」を調査するため、在宅勤務中の高年齢労働者50名を対象に、いくつかの質問項目と「在宅勤務によって生じた健康への影響」を問う自由回答式質問を含むアンケート調査を実施し、得られた自由回答を質的に分析することにしました。まずは、テキストデータをエクセルやワードなどに一覧表にしてみましょう。このとき、抽象度が高く意味が読み取れない回答や、質問に答えていない回答は除外しておきます。ちなみにGoogle Formsなどのアンケート作成ツールを利用してWeb調査を実施すると、回答されたテキストをすぐにエクセルなどに起こすことができ、便利です。

回答者A

在宅勤務となり、座っている時間が増えました。通勤がなくなったので運動量が減っていると感じています。

回答者B

あまり体を動かさなくなったので、健康管理のために通勤時間分のジョギングが必要だが行動できていない。

10

質的データのまとめ方

回答者 C

在宅勤務ではコミュニケーションを取りづらく、ストレスを感じています。そのせいか、アルコールの量が増えています。

回答者 D

部署のメンバーと会話する機会が減り、仕事の進め方に不安を感じるときがある。通勤がなくなったのはありがたいが、運動不足が慢性化。

　上記の4名分の回答をコーディングしてみましょう。データをよく読み「在宅勤務をしている高年齢労働者が捉えている健康課題」の部分にアンダーラインや蛍光マーカーで線を引きます。また、誰がどの回答をしたか後でわかるようにIDを振ります。

回答者 A

在宅勤務となり、（A-1）座っている時間が増えました。通勤がなくなったので（A-2）運動量が減っていると感じています。

回答者 B

あまり（B-1）体を動かさなくなったので、健康管理のために（B-2）通勤時間分のジョギングが必要だが行動できていない。

回答者 C

在宅勤務では（C-1）コミュニケーションを取りづらく、ストレスを感じています。そのせいか、（C-2）アルコールの量が増えています。

回答者 D

部署のメンバーと（D-1）会話する機会が減り、仕事の進め方に不安を感じるときがある。通勤がなくなったのはありがたいが、（D-2）運動不足が慢性化。

　次に「意味内容のまとまり」ごとにデータを抜き出します。ここでは大きく3つの意味内容のまとまりに分かれます。最初に「運動不足」に関する意味のまとまりができたのがわかるでしょうか。

（A-1）座っている時間が増え

（A-2）運動量が減っている

（B-1）体を動かさなくなった

（B-2）通勤時間分のジョギングが必要だが行動できていない

（D-2）運動不足が慢性化

　次に「ストレス」関連でまとまりができます。このデータだけを見ると、コミュニケーション不足がストレスの要因のようです。

（C-1）コミュニケーションを取りづらく、ストレスを感じています

（D-1）会話する機会が減り、仕事の進め方に不安を感じる

　最後に、「飲酒量の増加」に関する内容です。現時点ではデータが1つだけですが、他の回答者のデータもコーディングしていくと、まとまりとなるデータが増えていくと思います。

（C-2）アルコールの量が増えています

　コーディングによってすべてのデータを意味内容ごとに分割した後に、各コード間の

Step **3**

学ぶべきポイントをしっかり押さえよう！ データ活用の基礎知識

類似性や差異に着目をしながら、類似性の高いコードを一つにまとめ、共通の性質に名前を付けるカテゴリ化を行います。類似性が見つからなければ、一つのコード単独でカテゴリ化しても大丈夫です。生成されたカテゴリは、当事者の視点から見た健康課題であり、在宅高年齢労働者向けの事業ニーズのアセスメントとして活用できるでしょう。また、量的データの分析結果と組み合わせれば、さらに深い考察ができると思います。

　例のような比較的シンプルな現象を大規模な質的データで分析してみたい方は、テキストマイニングや計量テキスト分析の文献[6,7]を参考にしてみてください。もっと複雑な現象を解き明かしたいと思われた方は、大学院でより専門的に学ばれることをお勧めします。

質的データを報告・発表する際の注意点

　質的データの分析の特徴として、分析者による「解釈」があります。統計ソフトなどを用いて統計的手法によって分析を行う量的研究とは異なり、質的データは分析者の知識や職業背景によって解釈に差が生じる可能性があります。そのため、分析する際は解釈に論理の飛躍が生じていないかに留意する必要があります。

　また、質的データを報告する際には、どのデータをどのように分析し、どう解釈したのかプロセスを説明し、結果を読む大多数の人が論理的に理解できるように努める必要があります[1]。よく学会に行くと「質的に分析した」と一言だけしか書かれていない報告を目にしますが、分析手順を記載することは質的データの報告には必須です。省略せずに書きましょう。書き方に悩んだら、次のような記載を参考にしてください。
「〜について表現されている文章を、一つの意味のまとまりごとにコードとして抽出し、コードとコードの意味内容の類似性や差異に着目し、比較検討を繰り返しながら、類似性の高いコードを集めカテゴリ化した。」

　また、分析結果の信頼性の確保としてメンバーチェッキングを行うことが勧められています[4]。これは、データを提供してくれた人、つまり、インタビューやアンケートに回答してくれた人に分析結果を提示し、結果に納得がいくか確認する方法です。メンバーチェッキングを実施した場合は、必ずそのことを発表資料に記載するようにしましょう。

参考文献
1）　萱間真美. 質的研究実践ノート：研究プロセスを進める clue とポイント. 第2版. 東京, 医学書院, 2007, 104p.
2）　佐伯和子ほか. 地域アセスメントにおける質的データ活用の意義. 保健師ジャーナル. 73（7）, 2017, 556-60.
3）　宮芝智子. "第5章 研究デザイン：研究の設計と方法の選択 質的研究デザイン". 看護研究. 第2版. 坂下玲子ほか編著. 東京, 医学書院, 2016, 121-8（系統看護学講座 別巻）.
4）　グレッグ美鈴ほか. よくわかる質的研究の進め方・まとめ方：看護研究のエキスパートをめざして. 第2版. 東京, 医歯薬出版, 2016, 236p.
5）　宮芝智子. "第7章 データの分析". 前掲書3. 東京, 医学書院, 196.
6）　樋口耕一ほか. 動かして学ぶ！はじめてのテキストマイニング：フリー・ソフトフェアを用いた自由記述の計量テキスト分析. 京都, ナカニシヤ出版, 2022, 140p（KH Coder オフィシャルブックⅡ）.
7）　樋口耕一. 社会調査のための計量テキスト分析：内容分析の継承と発展を目指して. 第2版. 京都, ナカニシヤ出版, 2020, 264p（KH Coder オフィシャルブック）.

原田 若奈

11 データの見せ方 [表・グラフなどの示し方]

はじめに

データを解析した後は、解析したデータをわかりやすくまとめていきます。この時、文字だけでまとめるのではなく、適宜、表やグラフを用いながら視覚的にもわかりやすくまとめていきます。視覚に訴えることにより、読み手（聞き手）へ情報が伝わりやすくなり、内容の理解が深まります。

データを示す方法

データを示す方法として代表的なものは、表とグラフです。表は文字と数字のみで構成され、一度に多くの情報を載せることができる特徴があります。グラフは文字と数字に加えて図形を用いることから、傾向や比率を表すのに適しています。表に比べてより直感的な理解を促します。グラフには、円グラフ、棒グラフ、折れ線グラフといった種類があります。それぞれの特徴を知り、より適切な方法を選ぶようにしましょう。

1）表

表は文字と数字のみで構成されています。同じ紙面を割いたとしても、表はグラフよりも多くの情報を含むことができる強みがあります。正確なデータを確認してもらう場合は表が向いていますが、情報量が多いためデータを読み取るのに時間がかかります。

表を作成するときは、実数のみならず割合も併記すると理解が進むことがあります。他に、表のタイトルは表の上に記載する、数値を示すときは小数点以下の桁数をそろえる、小数点の位置を縦方向でそろえる、不要な罫線（特に縦の罫線）は削除する、行間を狭くしすぎないといったことにも注意しましょう（図1）。

2）グラフ

グラフは表に比べて視覚に訴える効果がより高い手法です。グラフには複数の種類があります。用途に応じて使用するグラフを選びましょう（図2）[1]。グラフ作成時の注意点として、グラフのタイトルはグラフの下に記載する、凡例を記載する、色・濃淡・模様などで項目を区別する、縦軸・横軸の系列と単位を記載する、余計な目盛りや補助線を削除するなどが挙げられます（図3）。

円グラフ

円グラフは、円全体を100％として、その中に占める項目の構成比を扇形で示したグ

表. 病気休業者の疾患別推移

	2022 年度		2023 年度	
	休業者数（人）	全従業員に占める割合	休業者数（人）	全従業員に占める割合
全休業者	20	2.0%	25	2.3%
精神疾患	10	1.0%	12	1.1%
がん	5	0.5%	7	0.6%
筋骨格系	3	0.3%	2	0.2%
その他	2	0.2%	4	0.4%

図1 表のポイント

円グラフ

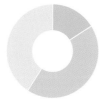

割合を見たい

積み上げグラフ

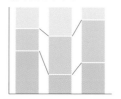

割合をグループ間で比較

棒グラフ

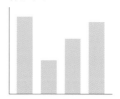

項目間の差を見る

複数グループで項目間の差を見る

散布図

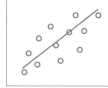

要素間の関係を見る

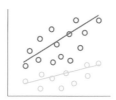

複数グループで要素間の関係を比較

折れ線グラフ

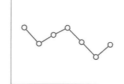

ある要素の変化を見る

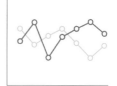

複数グループである要素の変化を比較

図2 グラフの種類と特徴

（文献 1 を参考に作成）

ラフです。扇形の面積により構成比が比較できます。割合を示すには円グラフが適しています。

円グラフのデータは、時計の 12 時の位置から時計回りに割合が大きい順に並べます。円グラフは項目が多すぎると扇形の中心角が小さくなり、円の中心部分がごちゃごちゃした印象になります。項目数が多くなった場合は、グループ分けをするなどして項目数を整理しましょう。項目数を減らすのが難しい場合は、ドーナツ型のグラフを採用する

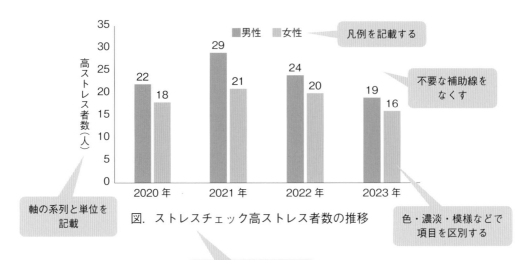

凡例を記載する

不要な補助線を
なくす

軸の系列と単位を
記載

図. ストレスチェック高ストレス者数の推移

色・濃淡・模様などで
項目を区別する

タイトルは図の下に記載

図3 図のポイント

方法も有効です。

　色数が増えすぎないように、色の濃淡で塗り分ける方法も色覚の観点から推奨されています。円グラフでは、凡例はなくしてグラフの中に文字を書き込むとより直感的な理解が進みます。

　複数回答を認める質問の場合は、全回答を合計すると100％を超えてしまいます。このような場合は、円グラフではなく棒グラフを使いましょう。

棒グラフ

　棒グラフは、項目ごとのデータ量を棒の高さで表したグラフです。データの大小が棒の高低で表されるので、データの大小を比較するのに適しています。円グラフと異なり、棒グラフはデータの並び順に決まりはありません。データの多い順に並べる、時間の順で並べる、五十音順に並べる、質問紙と同じ順に並べるなど、目的に合わせた方法を選択します。

　棒グラフと棒グラフの間に少し間を空けると見栄えが良くなりますし、それぞれの棒グラフのデータは独立したデータという意味づけもできます。逆に、棒グラフと棒グラフの間が空いていない（グラフ同士が接している）と、それぞれのグラフは連続しているという印象を与えかねません。例えば、「今年度の各部署の健康診断有所見率」を見るのであれば、各部署の有所見率は独立しているので、棒グラフと棒グラフの間を空けたほうがよいでしょう。一方で、「A部署の健康診断有所見率の推移」など、経時的な推移を見るのであれば、グラフ同士が接していても問題はありません。ただし、このように推移を見る場合は、棒グラフよりも折れ線グラフのほうが適しています。

折れ線グラフ

　折れ線グラフは、時系列などの連続的な変化を捉えるときに使用します。横軸に年や月などの時間を、縦軸にデータ量をとり、それぞれのデータの推移を折れ線で結んだグ

ラフです。線が右上がりであればデータは増加傾向、右下がりであれば減少傾向であることがわかります。グラフの傾きから、変化の大きさを読み取ることができます。

　折れ線グラフは複数の項目の連続的な変化を表すことも可能です。その場合、複数のデータを一つのグラフに重ねて描くことになりますが、線の区別がつきやすいような工夫が必要です。具体的には、線を色分けする、実線と破線を使う、ベタ塗りと白抜きを使うといった方法があります。

カラーユニバーサルデザイン

　多様な色覚に配慮して、情報がなるべく全ての人に正確に伝わるように、利用者の視点に立ってデザインすることを「カラーユニバーサルデザイン」と言います。この取り組みは多くの自治体や企業で取り入れられており、ガイドラインも多数発行されています[2]。表や図を作成する際にも、色だけに頼らず、色の濃淡や模様を加えるといった工夫が求められます。社内でのプレゼンテーションはパワーポイントを使って行うことが多いでしょう。一方で、紙に印刷されて配布される資料は白黒印刷されることが多いので、その点においてもできるだけ色に頼らず（白黒でも）伝えられるように工夫してみましょう。

学術的な場面でのトレンド

　いずれは、社内での発表の成果を学会で発表したり、学術論文にまとめることがあるかもしれません。学会発表や学術論文でデータを提示する際は、わかりやすさに加えて、正確さや再現性の高さ（同じデータと手法で研究を行えば、元の研究結果と一致した結果が得られること）が求められます。特定の結果を強調して示したり、ある結果だけ抜粋して提示することは、恣意的な情報提示と捉えられるため、あまり好まれません。

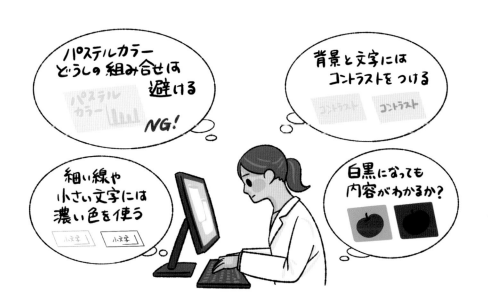

一方で、最近はアカデミックな場においても、専門家でなくても理解しやすい情報提示が求められています。例えば、日本産業衛生学会では SciCom（サイコム）という科学コミュニケーションサイト[3]をオープンしました。専門家以外の読者（一般市民、実務家、行政担当者など）への研究成果の理解が進むことで、研究成果の社会実装が促進するというねらいのもと設立されました。

　また、学術論文でも Visual abstract といって、論文の要約を1枚の画像で簡潔に表現したものを掲載している雑誌があります。その分野の専門家以外の読者に対しても親しみやすいものにする効果があるとともに、X や Facebook などの SNS への投稿に簡単に添付できることから、採用する雑誌が増えています。

　アカデミックな場面での発表作法についての詳細は、次項「学会発表の仕方」で触れています。👉 **Step3-12 p178-** 場面に応じたデータの見せ方を心がけましょう。

引用文献
1）高橋裕磨ほか. "図とグラフ・表の法則". 伝わるデザインの基本：よい資料を作るためのレイアウトのルール. 高橋佑磨ほか著. 東京, 技術評論社, 2014, 94.
2）NPO 法人カラーユニバーサルデザイン機構. CUD ガイドライン.
https://cudo.jp/?page_id=567
3）公益社団法人日本産業衛生学会. SciCom.
https://scicom.sanei.or.jp/
参考文献
1）総務省統計局. なるほど統計学園.
https://www.stat.go.jp/naruhodo/
2）守田祐作. "データの見せ方、伝え方". 産業保健の複雑データを集めてまとめて伝えるワザ. 産業保健と看護 2018 年春季増刊. 和田耕治ほか編著. 大阪, メディカ出版, 2018, 88-103.

日野 亜弥子

Step
3

学ぶべきポイントをしっかり押さえよう！データ活用の基礎知識

学会発表での受賞経験から

　自身の活動をまとめて報告し、さまざまな方からのフィードバックやアドバイスをもらうことは、私にとって学会発表を行うモチベーションとなっており、新卒で今の仕事に就いてから、拙いながらも、なるべく発表を行うように心がけていました。そんな中、2017年に参加した日本健康教育学会で実践報告を行い、大会長の名前を冠した賞をいただきましたので、本稿ではその経験についてご紹介します。

　私が発表した内容は、ストレスチェックの集団分析後の職場環境改善の取り組みとして開始した、職場で少人数で行うメンタルヘルスに関するディスカッションについてです。その発表は、まとめるのに膨大なデータや難しい統計解析が必要なものではなく、また、取り組み自体も決してそんなに目新しいものではありませんでした。ただし、事業所で元々行われていた安全に関する活動の位置づけとして開始したことでやらされ感なく導入できたことや、事前に根回しを行うことで従業員からの発案で始める形式としたこと、ディスカッションのテーマは職場で主体的に決定するようにはしたものの、選定しやすいようにハードルの低い選択肢を挙げたり職場の担当者のサポートをするといったことで、結果的にどの職場も取り残すことなく対象とした全職場で取り組みが行われたことなどが認められ、最優秀実践報告に選んでいただけました。他にもたくさんの素晴らしい実践報告がある中で選んでいただけたのは、誰にでも取り組める内容であることと、職場間の格差を小さくするために役立つ取り組みだ

と判断していただいたからだと考えます。

　私の発表が認められたものではあるのですが、実際に取り組みを行ったのは事業所内の各職場ですので、協力してくれた各職場が認められたということでもあると考え、たいへん嬉しかったことをよく覚えています。社内でも、受賞についての喜びと、普段からの理解や協力への感謝を伝えることができました。この受賞経験が励みになり、その後も職場環境改善や、事業所の雰囲気を良くするための取り組みを行っては、評価して発表するということを続け、結果的に20年以上にわたり学会発表などを継続していたことで、2021年度にもたいへん栄誉ある賞をいただくことにもつながりました。

　誰もやったことのない新しい活動や、目覚ましい成果が得られた研究でなくとも、現場で地道に続けていくということが認められることもあります。現場での取り組みを報告することは、学会でも求められている、価値のあるものなのだということも実感しています。これから学会発表をしてみたい！と考えている方は、最初はあまり難しく考えずに、自身の対象としている組織や活動に愛着を持ち、まずは自分自身のためや社内での報告のためでもいいので、活動内容をまとめてみることから始めてみませんか？　そして、もっと多くの人に取り組みを知ってほしい、より良い取り組みを行っていくためのヒントを得たい、という気持ちで、外部でも気軽に発表してみてくださいね。

楠本　真理

12 学会発表のコツ： 準備から活用まで

はじめに

データを活用できるようになった方でも、次のステップに進めないことがあるようです。人は変化に敏感ですから、学会発表という未知の事柄に不安を感じ、新たに開ける世界に飛び込むチャンスを逃すことが少なくありません。これから学会発表する方や、すでに何度か発表の経験がある方向けに、（もっと）学会発表してみたくなるためのコツを解説します。

学会発表とは何か：獲得した知を共有するチャンス

研究は難しいと感じる方は、すでに研究者であるといえるでしょう。専ら研究を職業としている方でも、一人で研究することは難しいものです。そこで学会に入ることで先人に学び、取り組むべき課題を発見できます。また、学会員になると専門雑誌を購読して最新の研究動向を把握し、アップデートすることは専門職として大切です。学会に入会するには紹介が必要な場合がありますが、身の回りの研究者や学会事務局に相談すると紹介してもらえます（多くの場合、年会費を納めれば入会できることが多いでしょう）。

なぜ発表するのか：学会発表のメリット・デメリット

学会では研究者と意見交換したり、議論を深めたりできることが大きなメリットです。最新の研究に直接触れることで、現在進行形のリサーチ全体を俯瞰でき、本当に知りたいテーマを深く洞察することで、研究の楽しさと厳しさを理解できます。デメリットは、学会費や参加登録費、交通費や宿泊費用などの経済的負担に加えて、準備に要する時間やスキルを獲得するための精神的（多くの場合身体的にも）負担がかかることでしょう。次のステップに進むにはデメリットよりもメリットが上回る必要があります。

どのように発表するか： エントリーからディスカッションまでのノウハウ

前置きが長くなりましたが、実践的かつ効果的なツールを紹介します。図1 に臨床疫学ゼミで試行した、3分で実際に抄録を書いてみるワークショップで実際に使用したツ

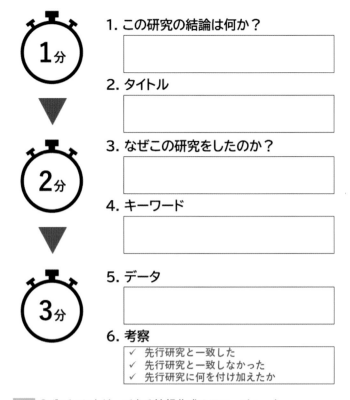

図1 3分でエントリーできる抄録作成のフローチャート

ールです。公衆衛生学雑誌に掲載された論文[1]を題材としたワークショップの実例（下線で示します）に沿って説明します。お気に召したら、ご自身のマイデータ（未発表でも既出でも）で実践してみてください。

1）学会エントリーのための抄録作成3分クッキング：1分目

発表したい内容を説明するために、最初にできるだけ正確な用語を使い、結論を単文で書き出します。一般的には主語が独立変数、述語が従属変数に対応します。実例では「市町村事業を活用した地域保健プログラムは過体重および肥満者の体重を減少させる」です[1]。

次に、この単文（結論）からタイトルを生成します。格調高くするために体言止めにする流儀と、主張したい内容を明確に表現する流儀があります。さらに、疑問文の形式で読者や聴衆に呼びかける方法もあります。実例のタイトルは「過体重・肥満成人における運動と食習慣の改善による体重減少を目的とした地域保健プログラムの有効性」です[1]。

ここまでで1分経過です（実際にはもっとかかると思いますが）。

2）学会エントリーのための抄録作成3分クッキング：2分目

発表抄録には、査読者が理解できるように研究の背景を専門家以外にも伝わるように説明することが必要です。採択された抄録は専門領域が違う学会員の目にも入りますから、この研究の必要性について、根拠をもってできるだけ丁寧に説明します。この時点

で、できる限り比較可能な先行研究を引用できると理想的です。実例では国民衛生の動向を引用して、保健事業が有機的に連携する必要性から実施したことを述べています[1]。

　次に、発表の内容を整理するために、結論、タイトル、背景で使用したキーワードを抽出します。これは演題登録時にどの分科会に登録するかを判断したり、キーワードの入力が必要な場合の備えにしたりします。実例のキーワードは「運動・食生活行動変容」「生活習慣病」「体重減少」「地域保健事業」「過体重」「肥満」の6つです[1]。

　ここまでで2分経過です（先行研究の内容に熟知している前提です）。

3）学会エントリーのための抄録作成3分クッキング：3分目

　いよいよ最後のステップです。「1」で記述した結論の直接的な根拠（データ）を示します。数値そのものでも、表やグラフ、図や写真でもよいです。実例では日本公衆衛生学雑誌852ページの図（対照群では介入前後で変化がなく介入群では体重減少，図2）のグラフ[1]です。分量に制限がある抄録では、主要評価項目を中心に記述します。文字数に余裕があれば、副次評価項目を追加してもよいですが、結論を直接支持するデータ（＝チャンピオンデータ）を明確にしておきましょう。

　このデータと先行研究の結果を比較して、「先行研究と一致」「先行研究と不一致」「付け加えられた新しい知見」の3ステップで考察します。「一致」したならば、先行研究を支持することになります。「不一致」ならば、その理由を考察します。いずれの場合でも、先行研究よりも新しく付け加えたこと（something new）を明確にしておくことが、この発表の意義を主張するために必要です。この考察のボックスにすべてを記入する必要はありませんが、3つのステップは続く「5」で再登場するので箇条書きにします。

　ボックス1つに30秒、6つのボックスに書き込むために合計で3分を要します（途中でデータを解析したり、先行研究を読み直したりすることもあると思いますが）。全て整理して準備ができていれば、このフローチャートをプリントアウトして、3分で記入できると思います（前提条件付きですが、臨床疫学ゼミで著者が実証したので間違いありません）。

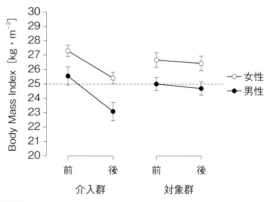

図2　介入前後のBMIの変化（文献1より転載）

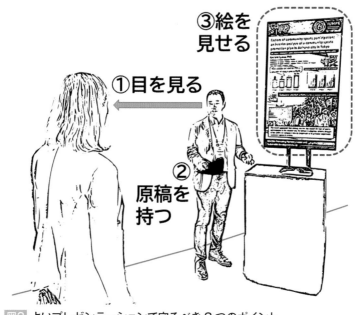

③絵を見せる

①目を見る

②原稿を持つ

図3 よいプレゼンテーションで守るべき3つのポイント

4）学会では発表が入り口

前項で抄録が完成したらエントリーします。多くの場合は学会のホームページから「演題募集」に進むと、登録フォームが表示されます。画面の指示に従って会員資格、利益相反の開示などの手続きを確認し、口演や示説（ポスター）などの発表形式や演題分類を選び、エントリーしましょう。

登録が済んだら、学会発表までのスケジュールを確認します。採否通知までに発表準備と並行して交通や宿泊手配なども済ませます。大規模の学会ではすぐにホテルが満室になることもあるので、採否通知を待たずに予約しておきます。

効果的なプレゼンテーションとディスカッションのために、スピーチ原稿を作成し、共同研究者や信頼できる指導者（メンター）とリハーサルをすることを強くお勧めします。事前にPowerPointやKeynoteなどの操作に習熟し、スライド、ポスターの誤字や脱字を入念にチェックしたり、わかりやすいスピーチ原稿に推敲するなどします。

初めて発表するときには聴衆の「①目を見て」、スピーチの「②原稿は手元に持ち」ます。決して原稿の文字を目で追うようなことのないように、何度も繰り返し練習します。少々忘れてしまったときのバックアップとして、印刷したスピーチ原稿が手元にありますから、スライドやポスターを活用してわかりやすく「③絵を見せる」ことが重要です（図3）。採択されてからではなく、早めに準備しておきます。

もし、初めての学会発表が国際学会だったら（あるいは初めて国際学会で発表する場合）、スライドやポスターは文字や文章よりも、数値やグラフ、写真を優先します。言語の問題の多くは、視覚情報の援用（visual aid）が最高に威力を発揮します。視覚化（見えるか）は見せる工夫があるかにかかっています（図4）。そうした工夫をすることで、座長も聴衆もあなたの作文（抄録）よりも、描いた絵（発表）を見てくださる確率

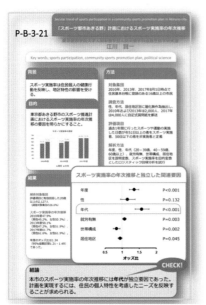

Before（文字を読む）　　　After（絵を見る）

図4　国際学会では視覚化を優先する

がぐんと高くなります。

　学会に参加したら、会期中のプログラム前後の隙間時間や懇親会などで座長とコンタクトして、自己紹介と研究の目的と結論をお伝えします。可能なら発表当日までにスクリーンやポスターボードの位置の確認やマイクテストを行います。発表セッションでは、同僚や知人を見つけておくと緊張感も和らぐでしょう。ここまで準備できたら最高です。あとはリハーサル通りにプレゼンテーションとディスカッションを楽しみましょう。

　ディスカッションでは、賛否、共感、批判、提案、無反応（これが一番怖いですが）のいずれに対しても、感謝を述べることが学会でのマナーです。

5）ディスカッションを楽しみ、フォローを忘れない

　効果的なプレゼンテーションとディスカッションのキラーフレーズは「感謝」「感心」「感動」です。セッションが終わったらすぐに行うことが3つあります。

　まず、発表にコメントや批判を指摘くださった研究者と座長に「感謝」の言葉を伝えます。事後に共同研究者や所属部局、研究協力者や参加者にも報告を兼ねて謝意を伝えましょう。

　次に、発表までのプロセスを総括し、ディスカッションの内容を漏らさずに記録します。学会発表というミッションが完遂できた直後だからこそ「感心」したことが書けるでしょう。

　最後に、学会発表を経験してみて、より良い研究をしてみたい気持ちになれたか振り返ります。次のステップに進めるような「感動」体験ができたなら、素晴らしい研究者としての素質をお持ちです。

Step 3 学ぶべきポイントをしっかり押さえよう！ データ活用の基礎知識

プレゼンテーションに対して賛否、共感、批判、提案、無反応（これが一番怖いですが）のいずれに対しても、感謝を述べることができたら、すばらしい研究者だといえます。

キャリアアップに活用する

　最初の学会発表を大切にすることは、大きなメリットにつながります。大切な研究データがローカルな雑誌の査読で不採択となったことがきっかけで、全国規模の雑誌向けに書き直して投稿したことがあります。査読では全く視点の違うコメントがあり、条件付きで採択されました[1]。その後、レビュー論文、教科書や報告書[2]に引用され、この論文を含む研究業績が認められてテニュアのポジションに就任しました。わらしべ長者ではありませんが、先の「なぜ発表するか」の項でもお伝えした通り、学会であなたがオリジナルデータを発表することは、専門職としてのスキルアップだけでなく、研究者としてのキャリアアップに（ご自身が望むかどうかはともかく）直結することが最上級のメリットです。本稿の読者のみなさんと学会でお会いできることを期待しています。

引用文献
1) 江川賢一ほか. 過体重・肥満成人における運動と食習慣の改善による体重減少を目的とした地域保健プログラムの有効性. 日本公衆衛生雑誌. 54 (12), 2007, 847-56.
2) 日本学術会議. 提言 健康栄養教育を担う管理栄養士の役割. 2020. https://www.scj.go.jp/ja/info/kohyo/pdf/kohyo-24-t291-5.pdf（最終アクセス：2023年12月27日）

江川 賢一

12

学会発表のコツ ： 準備から活用まで

「魅せる」スライドづくりのための5つのポイント

　社内での報告会や健康教育、学会発表などでは、パワーポイントを用いたプレゼンテーションが必要となります。初心者や経験が浅い産業看護職は、自分が持ち合わせているすべての情報を伝えたいがゆえ、情報過多なプレゼンテーションになりがちです。情報の伝え方には、ある程度の原則やコツがあり、これらを活用すると、伝えたいことがより伝わりやすくなります。

①対象と目的に合わせる

　スライドを作成する前に、まずは対象や目的を明確にしましょう。対象は誰か（経営層、衛生委員会、従業員、専門職など）、対象の人数や特性はどうか（多少、個人・集団、男女比、専門職比、経験年数など）、目的は何か（概要理解、決議事項など）、また、会場の大きさ・配置（大小、スクール・島型・対面形式など）、プレゼンテーションの持ち時間、共演者の有無といったさまざまな事前情報をもとに、内容やスライドの枚数などを検討します。

②自分のスタイルを持つ

　スライド作成は、自分のスタイルを持つとプレゼンテーションしやすくなります。様式に迷わない、適切に使い回しができるといったメリットもあり、スライド作成の時間も短縮できます。参考書を読むほか、まずは自分が見てわかりやすいと思ったスライドや、身近な上司や先生のスライドのスタイルをまねてみるとよいでしょう。

　また、プレゼンテーションの流れにも自分のスタイルが役立ちます。流れには、一般的なビジネス場面で多用される「結論先行タイプ」（結論・要旨→根拠・解決策）と、健康教育や学会発表などで活用される「物語タイプ」（状況・課題→解決策・結論）とがあります。これらは対象や場面に応じて使い分けます。

③全体の統一感を出す

　スライド全体を通して、自分なりの原則を決めて統一感を出しましょう。文字や色は「3の法則」を意識します。文字は3種

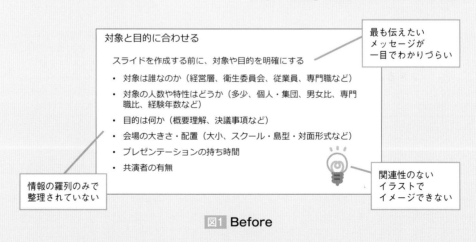

図1 Before

対象と目的に合わせる

スライドを作成する前に、**対象や目的を明確に**

関連性のある
アイコンで
グループ化と
イメージを促す

最も伝えたい
メッセージを
赤色と余白で
強調する

対象   **目的**   **その他**

- 対象者
  経営層、衛生委員会、従業員、
  専門職など
- 人数や特性
  多少、個人・集団、男女比、
  専門職比、経験年数など

- 概要理解
- 決議事項 など

- 会場の大きさ・配置
  大小、スクール・島型・対面
  形式など
- プレゼンテーション
  の持ち時間
- 共演者の有無

情報を整理して
カテゴリー化する
サイズの大きさと
余白（段落）で
変化をつける

図2 After

類（フォントは統一、サイズは3つまで）が適切です。一般的に、フォントはメイリオかMSPゴシックが見やすく、サイズは最低でも24ポイントがよいでしょう（ただし、タイトルは32〜40ポイント程度、参考文献などの読ませない文字は小さくても可）。色は3色程度に絞ります。同系色・同トーンで統一し、強調したい場合は赤色や反対色を使用するとメリハリがつきます。

スライドのサイズは、16：9の横長サイズが最近の主流です。ただし、1行が長く読みにくくなるので、文字のバランスと余白を考えて配置しましょう。アニメーションは見やすさや時間の短縮のためにも、基本的には使用しないほうが望ましいです。

④情報はできるだけ少なく

スライドは、自分が読むためではなく、対象に理解してもらうために作成します。情報はできるだけ少なく、「1スライド1メッセージ」が大原則です。伝えたい情報に優先順位をつけ、最も伝えたいメッセージを中心に1スライドを作成します。補足の情報は口頭で説明するとシンプルかつ訴求力も高まります。

イラストと余白のバランスも大切です。イラストは必要な箇所にだけ使用する、あえて余白を活かして強調するなど、スライドに合わせて調整します。なお、イラストは肖像権や著作権に注意が必要です。フリー素材を活用しましょう。

⑤一目でわかるスライドに

スライドが見づらい原因の多くは、情報がばらけている、グループ化されていない、読む流れがわかりにくいなど、情報の整理不足です。対象が一目で理解できるスライドの構成を工夫しましょう。例えば、関連が強い情報同士は近くに配置して情報をグループ化する、見出しを目立たせる（色の強調や画像・アイコンの使用）、フロー図や表組みでまとめる、などのテクニックが活用できます。

杉本 九実

1) 公益社団法人日本看護協会. 保健師向け プレゼンテーションスキル向上のためのハンドブック. 東京, 公益社団法人日本看護協会, 2017, 56p.
2) 酒井聡樹. これから学会発表する若者のために：ポスターと口頭のプレゼン技術. 第2版. 東京, 共立出版, 2018, 206p.
3) 廣島淳. 25の実例で学ぶ！ビジネス資料のRe：デザイン. 東京, ソーテック社, 2023, 192p.

倫理的配慮とは

研究を行うときに、「倫理的配慮」という言葉に悩む方、多くありませんか？一見、堅苦しく感じますが、研究を行う上で避けては通れない道です。

産業保健の研究では、人を対象としてデータの収集を行いますが、人から得られる情報は「個人情報」、特に健康に関する情報は「要配慮個人情報」と呼び、取り扱いに注意する必要があります。これらの情報を取り扱う際に、手順は正当なものか、相手に無用な負担をかけていないか、などをふまえること、その行為が倫理的配慮となります。そして、倫理的配慮がなされているかどうかについて、研究を実施する前に中立の立場で確認を行う機関が倫理審査委員会です。大学、病院、学会などに設置されており、厚生労働省のホームページから委員会の一覧を検索できます。

自らの意志で参加しているか

倫理的配慮で最も大切なことが、参加者が自らの意志で研究に参加することです。研究への参加は何らかの負担がかかりますし、自分の情報がどのように使われるのか、不安を抱く方もいるでしょう。その場合、参加を断る権利、途中で辞める権利を保証する必要があります。上司が「やれ！」と言って無理やり参加させることは、決してあってはいけません。参加者への説明と同様、研究の対象となる事業所に対し、なぜここで研究を行う必要があるのか、研究への参加でどのような利益が生じるかなどについて丁寧に説明し、理解をいただくことも大切です。

研究計画の妥当性

次に、研究計画の妥当性についてです。参加者にお願いしてデータを収集するので、得られたデータについて、研究者には有効活用する責任があります。研究が途中で中断せざるを得なくなった、思ったような結果にならなかった、などの理由でデータがお蔵入りになってしまうと、参加者にとっては無駄に労力を費やしただけとなってしまい、失礼な結果になります。そのようなことが起こらないよう、無理のない計画であるか、目的に合致した情報を収集できているかなど、事前に十分に計画を練ることが大切です。

作成した計画書について、第三者の目線で内容を確認するのが倫理審査となります。この審査を経て、研究計画の妥当性が担保されます。

丁寧に行うことで研究者自身も守られる

倫理的配慮を行う手順においては、普段の業務の工程に比べれば、何度も繰り返し計画を練り直し、周辺への事前説明、審査の手続きなど、かなりもどかしい思いをするかもしれません。しかし、これらの手続きを、時間をかけて丁寧に行うことは、研究の倫理的課題についての配慮を担保することになり、結果として研究者自身が守られることになるのです。

各務 竹康

データ欠損の扱い方

分析に利用するほとんどのデータには、何らかの理由により取得できなかった欠損値（欠測値）が含まれます。質問紙調査のデータを例にとると、回答をしたくない、あるいは忘れた場合の「無回答」や、現実的にはあり得ないような「不適切な回答」が生じるため、完全なデータを得ることができません。本来得られるはずだったデータが得られないことによって、データの数が少なくなってしまい、結果の信頼性が問題となります。

データ分析の際には欠損値の有無や頻度をよく確認し、適切な処理方法を用いて集計を行う必要があります。なお、近年の学術研究において普及している Web 調査では、回答しないと次の質問に進めないように設定することも可能となっており、データに欠損が生じず、完全なデータが得られる場合もあります。

完全データ分析と代入法

欠損値の処理方法は二つに大別されます。最もシンプルな方法として、分析に用いる変数のどれか一つにでも欠損があるデータを分析から除外する「完全ケース分析」（complete-case analysis）があります。例えば、身長と体重の相関関係を見る場合に、身長のデータがあっても休重のデータが欠損しているケースは分析から除外されます。この方法はよく使用されていますが、欠損の数が極端に多い場合にはサンプルサイズが小さくなることや、選択バイアス（対象者の偏り）の影響が問題となります。

別の方法として、欠損データを何かの値で埋める「代入法」（補完法）があります。一つの欠損に一つの値を代入する「単一代入法」（single imputation）や、欠損値がある変数を他の変数の情報をもとに推定し、複数回の代入を行う「多重代入法」（multiple imputation）など、代入法にもさまざまな方法が開発されています。

データ収集の段階から工夫を

欠損値の処理を適切に行うことも重要ですが、そもそも欠損値が多すぎれば意味がありませんので、大前提として、データ収集の段階でできるだけ欠損が生じないように工夫することが重要です。質問紙調査では、質問文をわかりやすく作成したり、調査票のデザインを工夫したりすることで欠損を減らすことができるとされています。

天笠 志保

質問紙調査はわかりやすく！

国際学会のススメ

総合診療医・産業医の私の視点から、みなさまにお勧めの国際学会を2つご紹介します。

IUHPE (International Union for Health Promotion and Education)

1つ目は、IUHPE（International Union for Health Promotion and Education：ヘルスプロモーション・健康教育国際連合）です（図1）。IUHPEは1951年設立のヘルスプロモーション・健康教育分野随一の国際学会で、WHO（世界保健機構）と緊密な連携をとりながら、すべての人々の健康と幸福の向上を目的に活動しています。本部はカナダのモントリオールにあり、世界中から選挙で選ばれた理事と世界6地域（北米 NARO、ヨーロッパ EURO、アフリカ AFRO、ラテンアメリカ ORLA、北部西太平洋 NPWP、南西太平洋 SWP）の地域副会長が参加する理事会により運営されています。私は現在 NPWP の地域副会長を務めています。

IUHPEの世界会議は3年ごとに開催され、1995年に日本の幕張メッセで開催された第15回大会は私が大学院生のときに初めて参加した国際学会です。事務局として救護室を担当し、初めての英語での発表に悪戦苦闘しましたが、懇親会のカラオケパーティーを企画して世界の主要な研究者の先生方と交流したり、さまざまな国の取り組みや研究を学ぶなど、得難い経験ができました。その後プエルトリコ（1998年）を除き、パリ（2001年）、メルボルン（2004年）、バンクーバー（2007年）、ジュネーブ（2010年）、パタヤ（2013年）、クリチバ（2016年）、ロトルア（2019年）、コロナ下でハイブリッド開催となったモントリオール（2022年）まで全ての世界会議に参加してきました。

議論されているテーマは広く多岐にわたります。ロトルア大会のテーマは「Promoting Planetary Health and Sustainable Development for All（地球規模の健康と全ての人のための持続可能な開発の推進）」で、開幕基調講演はマイケル・マーモット卿の「健康格差（Health GAP）」でした。地域、職域、学校、病院など種々のフィールドにおける健康教育やヘルスプロモーション、生活習慣病、ヘルスリテラシーなどのさまざまなトピックについて、専門家、実践家から政策決定者まで多職種が議論に参加しています。規模は小さいながらも職域ヘルスプロモーションの分科会やシンポジウムもあります。

私自身、普段の業務からこの学会に参加すると、個人から職場や国を超えて地球規模の健康にまで視座が変化するような感覚を味わい、参加する度に刺激を受けています。次回の第25回大会は、2025年5月13日〜16日にアブダビ（アラブ首長国連邦）で開催予定です。

ICOH (International Commission on Occupational Health

2つ目は、ICOH（International Commis-

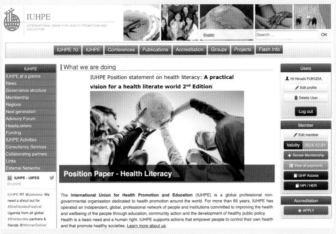

図1 IUHPE (https://iuhpe.org/)

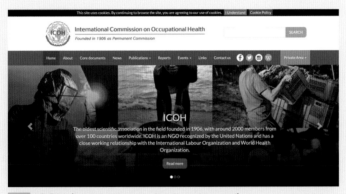

図2 ICOH (https://www.icohweb.org/)

sion on Occupational Health：国際産業衛生学会）です（図2）。1906年にイタリアで発足後100年以上の歴史がある産業衛生分野最大の国際学会です。会員数は2,000人以上で、WHO（世界保健機構）やILO（国際労働機関）と連携し、すべての働く人々の健康を目的に活動しています。私自身は100周年記念大会であったミラノ（2006年）から参加し、ケープタウン（2009年）、カンクン（2012年）、ソウル（2015年）、ダブリン（2018年）、完全オンライン開催となった直近のメルボルン（2022年）まで連続して参加しました。

ダブリン大会のテーマは「Occupational Health & Well Being Linking Research to Practice」で、グローバル化、人口移動、高齢化、社会心理ストレスの増大など労働のリスクが大きく変化していく中で、働く人の健康を守る両輪となるSafetyとHealthの統合連携がさらに重要になるという印象を受けました。開幕基調講演のテーマは「職業がん」で、IARC（国際がん研究機関）のKurt Straif氏から日本の印刷工場で発生した1,2-ジクロロプロパンによる胆管がんで多くの若者の命が奪われたケースが紹介され、日本人として複雑な気持ちで講演を聞きました。一方メルボルン大会の演題はCOVID-19関連が最多で、

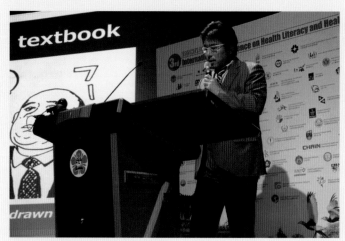

図3 国際学会での口演発表風景

パンデミックの影響を強く受けていました。開幕基調講演はIUHPEと同じマイケル・マーモット卿で、職域における健康格差が重要な課題となっていることがうかがえました。

　ICOHには38の科学分科会があり、メンタルヘルス、女性の健康、産業保健サービスの評価、循環器疾患などの領域ごとに研究や活動が行われています。私は恩師である武藤孝司先生（獨協医科大学名誉教授）とともに2002年のアムステルダムからEOHS（Effectiveness in Occupational Health Services）に参加し、主に職域ヘルスプロモーションの評価について報告を行っています。大きな学会ですが、それぞれの分科会に定期的に参加すると顔見知りになる先生も増えてきます。気になる分科会探しもまた楽しいものです。次回の第34回大会は2024年4月28日〜5月3日にモロッコで開催予定です。ICOHについて関心がある方は、ICOHアクティブメンバーの会・ICOH日本事務局の情報もご参照ください。

一生忘れられない貴重な体験に

　国際学会は、基調講演だけでなくシンポジウム、分科会、口演・ポスターセッション、ガラディナー、ソーシャルプログラムなどさまざまな交流の機会があります。参加するための時間や費用、英語など種々のハードルはありますが、業界のトレンドを知り、研究や実践活動を学び、世界や日本の著名な先生方と知り合い、ゆっくり語せるチャンスでもあります。一世一代の発表ができる場でもあり（図3）、研究者だけでなく実践家、若手や学生にとっても一生忘れられないような貴重な体験になることでしょう。

福田 洋

参考文献
1）　福田洋. 第24回IUHPE国際会議の概要とNPWP（北部西太平洋地域）の動向. 日本健康教育学会誌. 30（4）, 2022, 319-22.
2）　福田洋. 特別報告・職域ヘルスプロモーション（WHP）の変遷と成果：有効で感謝される働き盛り世代の健康支援とヘルスリテラシーの向上を目指して. 日本健康教育学会誌. 26（1）, 2018, 59-69.

もっと深く学びたい人のために

産業保健は非常に幅広い知識・スキルを必要とする分野です。医療知識はもちろん、産業保健業務に関わる法律の他、人事制度、組織体制、経営など、会社側の知識、問題・課題を分析するデータ分析スキル、社員や会社側に伝えるためのコミュニケーションやプレゼンスキルなど多岐にわたります。産業看護職が多く在籍する会社であれば会社で教育を受けたり、先輩や同僚に教えてもらう機会もあるかと思いますが「令和2年度 事業場における保健師・看護師の活動実態に関する調査報告書」[1]によると、産業看護職を雇用している事業場のうち約5割が1人職場だという報告もあり、多くの場合、自分で勉強やスキルアップなど自己研鑽を重ねる必要があります。

産業保健に必要な知識・スキルを学ぶためには、さまざまな方法があります。人材派遣会社や産業保健サービスを提供する企業などが実施するセミナーの受講、学会などへの参加といった手段もありますが、もっと深く学びたい、包括的に学びたい方には、進学という方法もあります。

産業保健は公衆衛生学に含まれ、さまざまな大学や大学院で学ぶことができます。しかし、産業保健を学びたいと考えている方の多くは社会人であり、仕事をしながら進学するのは難しいという方も多いと思います。そんな方にお勧めなのが、産業保健に特化した社会人プログラムである帝京大学産業保健高度専門職養成の大学院プログラム（以下、産業保健プログラム）です。産業保健プログラムは、社会人の職業に必要な能力の向上を図ることを目的として文部科学省が認定している職業実践力育成プログラムの一つであり、産業保健分野で唯一認定されたプログラムです（2023年12月現在）[2]。産業保健に関わるさまざまなテーマを体系立てて学ぶことができることが非常に大きなメリットですが、産業医・産業看護職・作業環境測定士など、現場をよく知る教員、同じ志を持った産業保健仲間や、さまざまなバックグラウンドを持つ同期とのつながりが持てることも大きなメリットです。

また、帝京大学には国際的に広く認知されている公衆衛生専門学位（Master of Public Health：MPH）が取得可能な帝京大学大学院公衆衛生学研究科（帝京SPH）があり、産業保健プログラムで単位を取得したのち、進学をすることも可能です。ぜひ、より深い学びを求める方は、進学もご検討ください。

伊豆 香織

参考文献
1) 独立行政法人労働者健康安全機構. 事業場における保健師・看護師の活動実態に関する調査. https://www.johas.go.jp/Portals/0/data0/sanpo/pdf/hokenshitou_katsudojittai_chosahokokusho.pdf
2) 文部科学省. 職業実践力育成プログラム（BP）認定制度について. 職業実践力育成プログラム認定課程一覧（令和5年12月更新）. https://www.mext.go.jp/content/20231221-mxt_syogai03-100000982_5.pdf

資料ダウンロード方法

本書の資料は、WEBページからダウンロードすることができます。以下の手順でアクセスしてください。

■メディカID（旧メディカパスポート）未登録の場合

メディカ出版コンテンツサービスサイト「ログイン」ページにアクセスし、「初めての方」から会員登録（無料）を行った後、下記の手順にお進みください。

https://database.medica.co.jp/login/

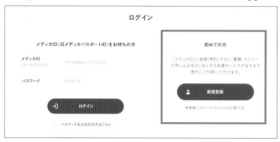

■メディカID（旧メディカパスポート）ご登録済の場合

①メディカ出版コンテンツサービスサイト「マイページ」にアクセスし、メディカIDでログイン後、下記のロック解除キーを入力し「送信」ボタンを押してください。

https://database.medica.co.jp/mypage/

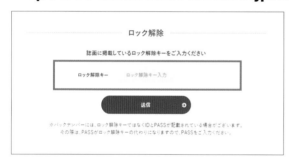

②送信すると、「ロックが解除されました」と表示が出ます。「ファイル」ボタンを押して、一覧表示へ移動してください。

③ダウンロードしたい資料のサムネイルを押すと「ダウンロード」ボタンが表示され、資料のダウンロードが可能になります。

ロック解除キー　　j6ta9tyA

＊WEBページのロック解除キーは本書発行日（最新のもの）より3年間有効です。有効期間終了後、本サービスは読者に通知なく休止もしくは終了する場合があります。

＊メディカID・パスワードの、第三者への譲渡、売買、承継、貸与、開示、漏洩にはご注意ください。

＊データやロック解除キーの第三者への再配布、商用利用はできません。

＊図書館での貸し出しの場合、閲覧に要するメディカID登録は、利用者個人が行ってください（貸し出し者による取得・配布は不可）。

＊雑誌や書籍、その他の媒体および学術論文に転載をご希望の場合は、当社まで別途お問い合わせください。

＊データの一部またはすべてのWebサイトへの掲載を禁止します。

＊ダウンロードした資料をもとに作成・アレンジされた個々の制作物の正確性・内容につきましては、当社は一切責任を負いません。

おわりに

　金森先生から書籍のお話をいただいたのは、2023年7月頃だったでしょうか。これだけの執筆陣にお願いして出版に間に合わせるのは難しいのではないかとお返事した記憶があります。しかし非常に好評だった『産業保健と看護2018年春季増刊　産業保健の複雑データを集めて　まとめて　伝えるワザ』（和田耕治・津野香奈美編著、通称ワザ本）の改訂版という位置付けであり、ぜひ協力しなくてはと思いました。臨床疫学ゼミの「プラクティカル疫学・統計学」で、現場の実践者が明らかにしたいことからスタートし、いわば「逆引き」で疫学・統計学を学び、専門家とともにブラッシュアップしていく過程を書籍化したいと思っていましたので、今回は多くのゼミのメンバーにもご協力いただきました。臨床疫学ゼミはスタートして15年以上になりますが、さまざまな職種の方に参加していただき、私自身も参加者と一緒に疫学・統計学のスキルを高める貴重な場になっています。今回の出版を機にその学びの一部を紹介できて、たいへん光栄に思っております。

　本書では疫学・統計学の基礎的な内容、仮説の立て方、データの集め方や分析手法、アンケート、統計ソフトの使い方、学会発表などを研究者や専門家の先生からわかりやすく解説していただきました。コラムではデータの扱い方、倫理的配慮、先行研究、スライドづくり、学会体験談など、さまざまな内容を実践家のみなさまに執筆していただきました。

　個人的なことですが、2023年9月に父が他界しました。父はがん疫学の専門家で、職場や学校、公共交通機関も喫煙が当たり前だった時代に、禁煙の推進にドン・キホーテのように立ち向かった研究者でした。親孝行らしいことはできずにいましたが、2023年2月の臨床疫学ゼミで「父の肖像」と題した講演を行い、ともに勉強する仲間と父の研究者人生を共有できたことは良い想い出です。「疫学を蔑ろにするな。n＝1は命の重さを数えているのだ」と教えてくれた父の背中を追いながら、今後も精進していきたいと思っております。

　執筆に携わってくださった日本産業衛生学会学術委員会若手研究者の会の先生方、産業保健現場の実践家のみなさま、臨床疫学ゼミやさんぽ会関係者のみなさまに心より感謝申し上げます。疫学・統計学を学ぶ方々にこの本が少しでも役立つことを願っております。

2024年3月

順天堂大学大学院医学研究科先端予防医学・健康情報学講座

福田 洋

索引

欧文

PDCA ··········12, 26, 34, 37, 49, 63, 136, 137, 138

2×2分割表 ···················· 66, 77, 156

COVID-19································64, 68

GPS ·································· 19, 107

JMP ······68, 69, 154, 155, 156, 157, 160, 162, 164, 166

NDB オープンデータ ···················· 17, 52

n数 ···································157

PECO ···········71, 120, 121, 122, 123

PICO ······75, 76, 120, 121, 122, 123

p値 ·································153

Studentのt検定 ·····························134

t検定 ············· 92, 96, 140, 152, 166

t値 ···································152

あ行

ウィルコクソンの符号付順位検定 ···42, 75, 77

後ろ向きコホート研究 ·················116, 118

疫学研究································136, 155

エクセル···············25, 47, 73, 77, 78, 96, 124, 125, 140, 141, 142, 143, 144, 149, 150, 151, 152, 153, 154, 156, 157

エビデンス ························ 12, 83, 108

エラー ·························· 136, 137

横断研究··················13, 18, 116, 117

か行

カイ二乗検定 ······92, 94, 95, 96, 134, 140, 149, 150, 151, 164, 166

介入研究 ··73, 116, 117, 118, 121, 155

仮説の立て方 ······ 70, 74, 78, 120, 123

学会発表···························31, 178, 181

観察研究················ 116, 119, 121, 155

記述疫学····13, 44, 46, 90, 116, 154, 155, 157, 159, 160, 161

記述的研究·····························116, 117

記述統計·····················132, 140, 157

帰無仮説·································· 77

クラスカルーウォリス検定············· 67, 149

グラフ ······46, 50, 82, 87, 104, 124, 172, 173, 174, 175, 180

クロス分析································ 95

欠損値············94, 98, 101, 156, 187

研究デザイン·····················18, 29, 42, 43, 64, 66, 73, 75, 97, 104, 116, 117, 118, 119, 121, 138, 168

健康経営··············22, 23, 26, 28, 29, 33, 34, 36, 37, 136, 167

健康経営戦略マップ ·····················28, 30

健康指標···················· 17, 28, 29

健康スコアリングレポート ·····················13

健康増進プログラム ·········74, 75, 77, 78

健康（ヘルス）リテラシー······ 22, 73, 83, 84, 96, 101, 188

交絡因子············· 13, 96, 97, 139, 164

コーディング ·········· 154, 168, 169, 170

国際学会·····························181, 188

国民健康・栄養調査 ···17, 52, 55, 65, 66

コホート研究····· 13, 18, 102, 116, 117, 118

コラボヘルス ·························115, 167

さ行

再現性···········125, 126, 127, 137, 175

産業看護職のコンピテンシー ················· 34

事業所健康度診断カルテ ·····················13

質的データ ·····················32, 168, 171

縦断研究························· 73, 116, 117

集団分析········56, 57, 58, 59, 60, 61, 62, 63, 177

主観的健康感…70, 71, 72, 73, 83, 84
症例対照研究……………………………13
職場環境改善………56, 57, 58, 59, 60, 61, 63, 107, 118, 177
ストレスチェック……17, 18, 22, 23, 24, 26, 27, 31, 32, 56, 57, 59, 61, 62, 114, 177
スピアマンの順位相関係数…135, 149, 153
正規分布…………42, 67, 75, 134, 135, 149, 150
先行研究……13, 18, 57, 66, 98, 100, 102, 108, 128, 129, 162, 180
層化…………45, 48, 52, 53, 70, 139
相関………………114, 135, 149, 150
相関係数………………………………152

た行

対立仮説………………………77, 135
多変量解析…………73, 97, 139, 154, 164, 165
定期健康診断結果報告…………17, 51, 52
データ欠損………………………………187
統計学的検定……………88, 89, 90, 92
統計ソフト…42, 47, 65, 68, 87, 105, 126, 149, 151, 154、155, 166, 171
特殊健康診断…………………113, 114
特定保健指導…………44, 45, 48, 54, 81, 82, 92, 93, 94, 95, 96, 97

な・は行

ノンパラメトリック……………42, 67, 135
バイアス……………136, 137, 138, 139
外れ値……………13, 27, 29, 104, 156
パラメトリック検定……………………135
バリデーション…………………………124
ピアソンの積率相関係数…………135, 149
ヒストグラム26, 27, 93, 133, 150, 159
非正規分布……67, 75, 134, 135, 149, 150
ピボットテーブル………73, 140, 141, 144,

145, 146, 147, 148, 150, 151
非ランダム化比較試験………97, 116, 118
フィッシャーの正確確率検定…………75, 77
プラクティカル疫学・統計学………42, 155
プレゼンティーズム………23, 36, 37, 73
プレゼンテーション……35, 38, 175, 181, 184
プログラミング…………………96, 154
分析疫学……………116, 154, 162, 165
分析的研究………………………116, 117
分析の限界………………70, 73, 96
分析のテーマ……………………32, 33
ヘリコバクター・ピロリ健診………98, 99, 100, 101, 102
ヘルスプロモーション……40, 48, 69, 84, 98, 188
変数……42, 133, 134, 135, 150, 157, 158, 165, 187
保健活動のサイクル……16, 20, 21, 50, 55, 63

ま行

前向きコホート研究………………117, 118
マクネマー検定…………………75, 149
マン−ホイットニーのU検定…134, 149, 150
無作為化比較試験……………………13

や・ら・わ行

有意差……………66, 78, 80, 83, 89, 134, 164, 165
ランダム化比較試験…116, 117, 118, 119
リサーチクエスチョン………76, 116, 119
量的データ………………32, 168, 171
臨床疫学ゼミ………15, 40, 41, 42, 43, 68, 78, 90, 104, 105, 178, 180
倫理的配慮………………31, 35, 186
連続変数……27, 67, 75, 83, 133, 149, 157, 158, 166
ロジスティック回帰………………164, 165
ワークエンゲージメント……………14, 73

●読者のみなさまへ●

このたびは、本増刊をご購読いただき、誠にありがとうございました。産業保健と看護編集室では、今後も皆さまのお役に立つ増刊の刊行を目指してまいります。つきましては、本書に関するご感想・ご提案などがございましたら当編集室（ohn@medica.co.jp）までお寄せくださいますよう、お願い申し上げます。

産業保健と看護　2024年春季増刊(通巻100号)

逆引きで問題解決! あるある事例から学ぶ
産業保健現場のデータ活用術

2024 年 4 月 20 日　発行

定価（本体 3,200 円+税）

ISBN978-4-8404-8421-3
乱丁・落丁がありましたらお取り替えいたします。
無断転載を禁ず。

Printed and bound in Japan

編著　　金森悟／福田洋
発行人　長谷川 翔
編集担当　藤井亜実／井奥享子
編集制作　オフィス・ワニ
本文イラスト　中村恵子
本文 DTP　株式会社明昌堂
表紙・本文デザイン　株式会社創基

発行所　　株式会社メディカ出版
　　　　　〒532-8588 大阪市淀川区宮原 3-4-30
　　　　　ニッセイ新大阪ビル 16F
　　　　　編集　TEL 03-5777-2288
　　　　　お客様センター　TEL 0120-276-115
広告窓口／総広告代理店　株式会社メディカ・アド
　　　　　TEL 03-5776-1853

URL https://www.medica.co.jp/
E-mail ohn@medica.co.jp
印刷製本　株式会社シナノ パブリッシング プレス